AIHUO LI DE
YANGSHENG

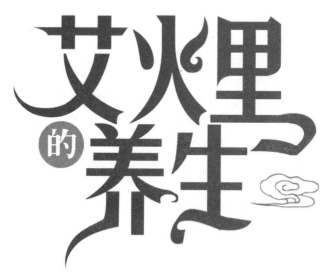

艾火里的养生

王彤 袁永 李荣俊◎著

U0336121

西安交通大学出版社
XI'AN JIAOTONG UNIVERSITY PRESS

图书在版编目（CIP）数据

艾火里的养生／王彤，袁永，李荣俊著. — 西安：西安交通大学
出版社，2021.2

ISBN 978 - 7 - 5693 - 1746 - 6

Ⅰ. ①艾… Ⅱ. ①王… Ⅲ. ①艾灸—养生（中医）
Ⅳ. ①R245.81

中国版本图书馆 CIP 数据核字（2020）第 090531 号

书　　名	艾火里的养生	
著　　者	王　彤　袁　永　李荣俊	
责任编辑	李　晶	
责任校对	秦金霞	

出版发行　西安交通大学出版社
　　　　　（西安市兴庆南路 1 号　邮政编码 710048）
网　　址　http://www.xjtupress.com
电　　话　(029)82668357　82667874（发行中心）
　　　　　(029)82668315（总编办）
传　　真　(029)82668280
印　　刷　陕西金德佳印务有限公司

开　　本　720mm×1000mm　1/16　印张　14.75　字数　135 千字
版次印次　2021 年 2 月第 1 版　2021 年 2 月第 1 次印刷
书　　号　ISBN 978 - 7 - 5693 - 1746 - 6
定　　价　38.80 元

如发现印装质量问题,请与本社发行中心联系调换。
订购热线:(029)82665248　(029)82665249
投稿热线:(029)82668284

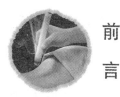

前　言

　　现代社会崇尚健康。如今，中医保健养生在百姓中十分流行，形成一股"中医热"，作为一名中医医务工作者，我由衷感到备受鼓舞和高兴，并向那些传播中医文化与知识、促进中医不断发展的前辈和大师们致敬！让喜爱中医这项传统文化的人们享受中医，传播中医，让更多的人了解中医，不断完善和发展这个历史悠久、源于临床和民间的中华医学瑰宝，并从中真正受益，这不正是一名中医工作者的本分吗？

　　本着服务大众的良苦用心，结合自己临床的实际体会，赶上中医养生热潮，又有好友相约，撰写了这本艾灸保健的通俗读本。它不是一部专业的学术专著，而是一本说百姓话、治百姓病，让百姓看得懂、学得会、有趣味、能受益的自助艾灸参考书。书中涵盖了艾灸的历史、沿革、文化、机制、疗法等诸多方面，以严谨的态度写通俗的医理，以简明的形式推效验的灸法。特别为了正本清源，引用了历代著名医家、

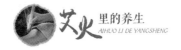

专著中关于艾灸保健疗病的精辟论述和名言,使爱好保健灸的朋友能知其源、明其理、用其专,真正从祖国医学中受益,真正为全民健康服务,这才是我写这本书的最终目的。

由于能力所限,难免在写作中以偏概全,或产生谬误,希望同道不吝赐教。在本书写作过程中,得到诸多专家的指导,特别是中国中医科学院王宏才教授、西安交通大学出版社李晶老师的指点,以及周劲草的大力协助,特此一并致谢!

艾灸真的是一种简、便、效、验的养生保健疗病好方法,符合自然、绿色、健康的理念。高品质的生活,从艾灸开始吧!

中国中医科学院　王彤

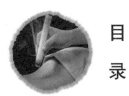

目 录

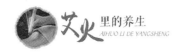

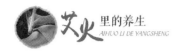

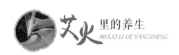

05　附　录／211

引言

· · ·

　　人一生中必须灸治四次：十七八岁时灸风门，预防感冒，因为感冒是万病之首；二十四五岁灸三阴交，增强生殖能力；三四十岁灸足三里，促进脾胃后天功能，防治疾病；到了老年，灸足三里和曲池，使人长寿，眼睛明亮，牙齿坚固。

01

被现代人忽视的养生秘诀

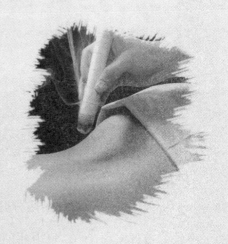

"灸，灼也，从火，久声。"

——《说文解字》

　　火把人类与动物界区分开来,伴随着人类的文明和进步薪火相传。考古发现,早在 80 万年前的蓝田人和 50 万~60 万年前的北京猿人的遗址中已经有了用火的遗迹,这表明人类对火的使用,已使先民由"茹草饮水,采树木之实,食蠃蠬蚌之肉"(《淮南子·修务训》)的生食生活过渡到"炮生为熟,令人无腹疾"(《礼含义嘉》)的熟食生活,进一步发明了人工取火,并且把发明取火的人叫作"燧人氏"。无独有偶,在古希腊神话中也有普罗米修斯盗火拯救人类的传说。由此可见,有目的地使用火,是人类生存繁衍历史中的一个里程碑。在与自然界的斗争中,火不仅赐予人类温暖、光明和食物,还在人类与疾病的斗争中扮演着重要的角色。灸,就是中华民族的先人们发明的一种借助火来预防和治疗疾病的医疗方法。

"灸,灼也,从火,久声。"艾灸是中医的一种治疗方法,即用燃烧的艾绒熏烤特定的穴位,以疏通经络,调和气血,达到防病治病的目的。

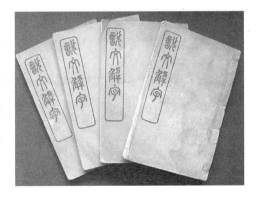

说文解字

火的发现与使用,推动了社会的进步与人类自身的发展,也为灸法的产生提供了必不可少的物质基础。较为普遍的观点是先人在烤火取暖、烧烤食物时,本身就会产生周身发热、舒适和轻松的感觉,尤其是在北方寒冷的季节,火使一些因寒冷而致的痼疾得到了缓解,久而久之,产生了以火疗病的认识;或者是在用火的过程中,可能发生了皮肤的灼烧伤、烫伤等现象,意外地发现固有的疾苦得到了减轻或消失。不断重复的经历产生了经验,因而产生了灸法。可见,灸法和寒冷是相伴而生的,《素问·异

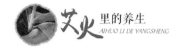

法方宜论》说:"北方者,天地所闭藏之域也,其地高陵居,风寒冰冽,其民乐野处而乳食,藏(脏)寒生满病,其治宜灸焫,故灸焫者,亦从北方来。"说明灸法的产生与我国北方人民的生活习惯、生存条件和发病特点有着密切的关系。北方天气寒冷,多发与风寒相关的疾病,以火治病的灸法应运而生也就不足为奇了。因寒致病给人造成的痛苦,由于得到温热的治疗,产生了舒畅感,而且这种温热效应能够持续一段时间,达到了减轻疾苦的效果,又没有其他疗法带来的不适感,逐渐受到人们的重视,在中华民族的繁衍过程中发挥了积极的作用,并一直沿袭至今,而且随着时代的发展更加焕发勃勃生机。

灸,从"久"声,形声且会意,也有"久"之意,代表长久、久远的含义。艾灸以火治病,需要"久",重视"久",运用"久"。"火"和"久"的结合,就能够达到祛病防病的目的。揣摩古人"久"的内涵,不外乎三个方面。

其一,艾灸施加于身体的穴位上,需要久灸、重灸才能起效。艾灸发出的温热效应能够产生治疗作用,但是必须要达到一定的强度,这就是我们常说的"灸量"。灸量是指灸疗对机体刺激的规模、程度、速度和水平等。它是灸治所致的刺激强度和刺激时间的乘积,取决于施灸的方式、灸炷的大小、壮数的多少、施灸时或施灸后刺激效应的时间等因素。掌握最佳灸量,有助于提高疗效,防止不良反应。《医宗金鉴·刺灸心法要诀》说:"凡灸诸病,火必足,气到始能求愈。"意思是说要想达到艾灸产生治疗效应的灸量,也就是产生得气感,"火必足",就是要在穴位上多灸、久灸且重灸。古代人很有意思,按照年龄确定灸量,叫作随年壮(《素问·骨空论》记载:"灸寒热之法……以年为壮数")。比如某人今年40岁,那么在穴位上适宜的灸量就是40壮,这种方法便于记忆,切合实际,非常适合家庭自我保健。现在我们使用灸疗其实是很灵活的,不必墨守成规,只要艾灸时皮肤微微发痒、发红或者有一点点痛即可,有些人或有时候会出现放射传导感,中医称为"得气"。有了得气感就说明产生了明显的治疗作用,也就是达到了灸量,这样就可以了,应用时千万不要矫枉过正,灼伤皮肤。应掌握的原则就是在不损伤皮肤的情况下,使艾灸的刺激达到足量,维持温热效应的持续性,体现"久灸"的特点。

其二,艾灸治病养生要持之以恒,长期坚持使用才能发挥好的疗效。艾灸通过激发和扶助人体的正气来预防和治疗疾病,保健延年。这个过程要不断积累,以外部艾灸的星星之火点燃人体熊熊的生命之火,只有在生活中与艾灸常相伴,才能从中体会到生命的美好。在一本古代灸法专著——《扁鹊心书》中有首诗是这么说的:

一年辛苦唯三百,灸取关元功力多。健体轻身无病患,

彭鑶寿算又如何。

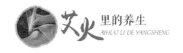

意即在斗转星移的 365 天中，时常不忘灸一灸我们身上的穴位，久而久之，就会变得身轻体健，不仅不生病，而且人人都能像彭祖一样长寿。古人特别强调要坚持施灸，日久其效自现。张杲在《医说》中就强调"若要安，三里莫要干"，持之以恒地亲近灸火，善待自己的身体，生命之火就会更加灿烂。

其三，艾灸的"久"体现在防病养生、益寿延年上，也就是说灸火可以帮助每一个普通人寿至天年。天年是什么呢？古人认为：

> 人能顺天之五行六气者，可尽天年一百二十岁矣。

由此可见，天年是指 120 岁。古人认为只要顺应自然，养生得法，人是可以活到 120 岁的，现代医学也支持这种观点。既然 120 岁的天年不是梦想，如何才能寿至天年呢？既要"饮食有节，起居有常，不妄作劳"，更要积极养生摄护，才能"形与神俱，度百岁乃去"。养生的方法很多，艾灸有独特的功效。宋代窦材在《扁鹊心书·住世之法》中就有记载：

> 保命之法，灼艾第一，丹药第二，附子第三。

《医学入门》也记载：

> 凡一年四季各要熏一次，元气坚固，百病不生。

另有记载：

> 凡病药之不及，针之不到，必须灸之。

可见,灸疗在古代医疗保健中发挥着重要的作用。灸法作用缓和,纠正病理变化采用轻缓而持久的刺激,以适应并激发人体的自控和潜在能力,只有在长久地坚持中才能逐步体现出来。现代人应该充分利用祖国医学的宝藏,更好地发挥灸疗在抗衰老中的作用,重新认识艾灸的重要性和在养生延年中的崇高地位,使我们每个人都能够活得更"久"。

艾灸之火的传承

——从马王堆开始

艾灸疗法是中医学的重要组成部分,也是传统医学中古老的医疗方法之一。灸法对百余种疾病有较好的疗效,历史上曾广泛应用于临床,为中华民族的繁衍昌盛做出过巨大贡献。

灸法是随着火的应用而产生的,并在其应用实践中不断发展。灸法究竟是何时由何人发明的已经无从考察,但是,可以肯定地说,早在春秋战国时期,以艾灸治病就已经很流行了,那么艾灸的出现应该更早。目前可以看到的艾灸治病的医案不是记录在医书当中，而是记录在史书《左传》中。公元前581年，晋景公得了一场大病，于是请当时的名医秦国太医令医缓来医治。医缓检查晋景公的疾病后说："疾不可为也，在肓之上，膏之下，攻之不可，达之不及，药不治焉。"晋朝杜预注解，"攻"指艾灸，"达"指针刺。这段文字是说，医缓认为晋景公的病治不好了，因为病位于"肓之上，膏之下"，既不能艾灸，也不能针刺，吃药也治不了了。这也是成语"病入膏肓"的来历。虽然医缓没治好晋景公的病，但是我们可以看到在战国时期，艾灸就是一种重要的医疗手段了。

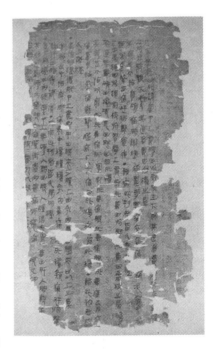

以前的研究认为，在医学专著中，灸法最早见于《黄帝内经》。但是，随着考古的不断发现，对艾灸的认识也在不断地修正。1973年，我国湖南长沙马王堆发掘了三号汉墓，这是一次颠覆历史的重大考古发现。在出土的众多文物中，发现了3篇记载有关经脉灸法的帛书，是目前见到的早于

马王堆出土帛书

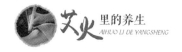

《黄帝内经》的珍贵医学文献,也把对中医艾灸的认识大大提前了。通过这3篇残缺不全的文字,我们依然能够窥探到远古先民以火治病的起源、方法和应用。

长沙马王堆三号汉墓出土的帛书——《足臂十一脉灸经》《阴阳十一脉灸经》,既是已知最早关于经脉的专著,又是首次记载灸疗的医学典籍。其中提到的11条经脉病证以及心痛、癃、癫狂、咳血、耳聋、产马(即瘰疬)、噎等急难病证共计147种,均可采取灸其所属经脉之法进行治疗。而且发现,其中一些病证甚至可以"久(灸)几(既)息则病已矣"(《阴阳十一脉灸经》甲本),即有些疾病用艾灸治疗能起到立竿见影的功效。与其同时出土的《五十二病方》《脉法》,则详细地记载了施灸的部位,如"久(灸)足中指""久(灸)左[胻]""阳上于环二寸而益为一久(灸)"等。

随着社会的发展和医疗实践的不断深化,我国历代出现了许多针灸方面的著作。晋代皇甫谧的《针灸甲乙经》、唐代孙思邈的《千金要方》都大力提倡针灸并用。唐代王焘的《外台秘要》则弃针而言灸,可见当时对灸的重视。以后从宋代王执中的《针灸资生经》、明代高武的《针灸聚英》、杨继洲的《针灸大成》,到清代廖润鸿的《针灸集成》,无不注重灸法。

历代有关灸法的专著也很多,如公元3世纪就有《曹氏灸方》,唐代有《骨蒸病灸方》，宋代有《黄帝明堂灸经》《灸膏肓俞穴法》《备急灸法》，元代有《痈疽神秘灸经》，清代有《太乙神针》《神灸经纶》等，不一而足。值得一提的是在敦煌遗书中，尚有我国首部人体穴位灸疗图谱《灸法图》和《灸经明堂》，其作者及成书年代虽难以确定，但据文体和内容来看，多为唐代或唐代以前的作品。可惜的是上述敦煌文献均被劫往国外，目前分别收藏于法国巴黎国立图书馆和英国伦敦博物馆。

　　现代的灸疗有了长足的发展和进步，不但完善了各种灸法，研制了众多的灸具，进行了大量的医学研究，而且艾灸疗法还传到海外，受到各国人民的喜爱，特别是在日本和韩国，艾灸是人们喜闻乐见的一种保健手段，成为日常生活的一部分。

"针所不为，灸之所宜。"

—— 针灸不分家

针灸治病实际上是用针加上灸共同治病，或者说针和灸对于防病治病同等重要。现代人忽视了灸的作用，只重视"针"而忽略"灸"。其实，古人很重视灸，更善于用灸。

《灵枢·官能》说："针所不为，灸之所宜。"一方面表明灸法有特殊疗效，针刺、灸法各有所长，灸法有自己的适用范围；另一方面，灸法还可补针、药之不足，凡针、药无效时，改用灸法往往能收到较为满意的效果。古人对灸法治病进行了长期大量的临床观察和总结，表明灸法不仅能治疗体表的病证，也可治疗脏腑的病证；既可治疗多种慢性病证，又能救治一些急危重症；主要用于各种虚寒证的治疗，也可治疗某些实热证。其应用范围涉及临床各科，历代医著对此多有记述。

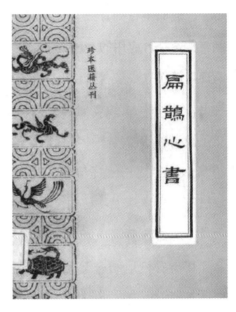

《扁鹊心书》书影

特别值得一提的是艾灸的保健养生功效。古人在灸疗保健方面积累了丰富的经验，在这方面，艾灸优于针刺，因此艾灸又有"保健灸"的美称。《扁鹊心书·须识扶阳》说：

> 人于无病时，常灸关元、气海、命门、中脘，虽未得长生，亦可保百年寿也。

也就是说无病施灸，可以激发人体的正气，增强抗病的能力，使人精力充沛，长寿不衰。

针和灸都是很好的防病治病的手段，强强联合岂不更好？于是针

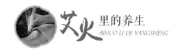

灸合一应运而生,我们把这种针上加灸的疗法叫作温针灸。温针灸是针刺与艾灸结合应用的一种方法,适用于既需要留针而又适宜用艾灸的病证。操作方法是:将针刺入腧穴得气后,将纯净细软的艾绒捏在针尾上,或用一段长约2厘米的艾条插在针柄上,点燃施灸。待艾绒或艾条烧完后,除去灰烬,将针取出。这是一种简单易行的针灸并用方法,取针和灸之长,综合治疗。

《针灸资生经》说:

　　　　若针而不灸,灸而不针,非良医也。

针和灸有机地结合起来,才能更好地疗病健身,二者千万不能偏废。

"审得其穴，立可起死回生。"

——艾灸治病的神奇医案

艾灸的神奇疗效自古多有记述，最著名的可能就是南宋医家窦材在《扁鹊心书·住世之法》中的记载："王超者……年至九十，精彩腴润……每夏秋之交，即灼关元千炷，久久不畏寒暑，累日不饥。至今脐下一块如火之暖。"这段文字说的是南宋绍兴年间有个士兵叫王超，山西太原人，后成江湖大盗，凶猛狡诈，年龄到九十岁还精神矍铄，面色丰润，湖南岳阳一带居民多受其害，后来好不容易被擒获，临处死刑，

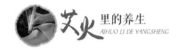
监斩官询问他是否有特殊的养生术,才得以到如此年岁还身体健硕,行走如飞。他回答说没有,只是依靠火力补益,每当夏秋之交,即以艾火烧灼关元穴千炷,久而久之,不怕寒暑,即使数日不吃饭亦能忍受,至今脐下有一团块,如火之暖。等其被处死以后,监斩官令人剖其腹部温暖处,得一块非肉非骨,凝然如石状物,确实为艾火烧灼所成,才相信大盗之言不虚。这大盗若能遵纪守法,所享天年当在百岁以上。该章之末有歌曰:

　　　一年辛苦唯三百,灸取关元功力多。健体轻身无病患,

彭鑘寿算又如何。

　　这个故事被广泛传颂,可能有夸张的成分,但是艾灸的好处是显而易见的。让我们再看几个更接近生活实际的艾灸医案记载吧!

　　杨继洲在《针灸大成》中记载了一则应用艾灸医治胀痛急重之实证的医案——熊可山案:"患下痢兼吐血不止,且有身热咳嗽。突发绕脐一块剧痛,高起如拳大。诊其脉气将绝,而胸中尚暖。继洲首取其标,急针气海,疏条气机,更灸 50 壮,温通郁滞,使聚块消散,疼痛立止,然后再求其本,使痢血停止。"此医案讲的是熊可山患了严重的痢疾,而且伴有发热、咳嗽和吐血,腹部痉挛如拳头大,剧痛难忍,病情十分凶险。杨继洲赶紧针刺他的气海穴并灸了 50 壮,很快熊可山就被抢救过来并且疼痛消失、包块平复,经过调养,不久熊可山就痊愈了。

再讲一个近代的医案。近代针灸大家承淡安先生,出身中医世家,但他年轻时并不信中医,而是赴上海学习西医。一次,他得了一场腰痛和失眠的大病,治了好几个月,中西药都吃遍,一点儿也未生效,结果还是他的父亲用针灸治好了。于是他转而信服中医,开始学起针灸来,终成一代针灸巨擘。他曾经应用化脓灸治疗沙洲纯阳堂一个农民。此人得了寒霍乱,生命垂危,请承先生医治。承先生就用疡科常用的丁桂散加麝香分许,填满患者脐中,上用艾炷频频灸至肢温脉复而止,共用去艾绒4两余,脐周之肉受灼溃腐,敷玉红膏而愈。如此危重的病人,承先生用这么简单的方法就给医好了,让人不得不佩服医者医术的高超,也不得不惊讶于艾灸的神奇功效。

可见,只要使用得当,艾灸真的是"审得其穴,立可起死回生"。

欧阳修的《灼艾帖》和李唐的《艾灸图》

　　欧阳修是北宋大文学家,在当时的影响很大,是公认的文坛领袖,其文学和书法思想波及王安石、苏轼等,特别是他的书法主张,为苏轼继承和发扬。欧阳修早年学虞世南,后"以邕书得笔法,然为字绝不相类",推崇颜真卿,喜柳公权"锋芒俱在"。欧阳修传世墨迹不多,现藏于北京故宫博物院的《灼艾帖》为其中之一。此帖书法端庄劲秀,既露锋芒,又顿挫有力,黄庭坚称赞他"于笔中用力,乃是古人法"。

此帖长 25 厘米,宽 18 厘米,共 6 行,69 字。文字是这样:

修启,多日不相见,诚以区区。见发言,曾灼艾,不知体中如何?来日修偶在家,或能见过。此中医者常有,颇非俗工,深可与之论权也。亦有闲事,思相见。不宣。修再拜,学正足下。廿八日。

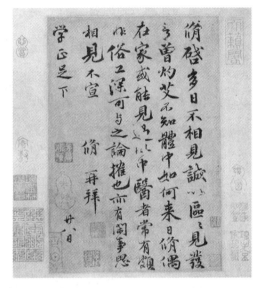

欧阳修《灼艾帖》

这个帖讲的是欧阳修的长子欧阳发曾经接受过中医的艾灸治疗,欧阳修认为这是一门学问,值得探讨。一封简短的书信,我们不仅能够欣赏欧阳修精妙的书法,还了解到在北宋时期,灼艾治病保健是非常流行和时尚的。

还有一个例子可以证明。有个现在不太常用的成语,叫作“灼艾分痛”,比喻兄弟间的友爱。《宋史·太祖纪》记载:“太宗尝病亟,帝往视之,亲为灼艾。太宗觉痛,帝亦取艾自灸。”说的是宋太祖赵匡胤与他的弟弟宋太宗赵光义间感情深厚,赵光义有一次生病了,用艾灸

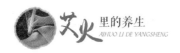
治疗觉得疼痛，赵匡胤就和弟弟一起艾灸，与弟弟共同承受痛苦。从此"灼艾分痛"的故事流传民间。由此可以看到皇帝一家也很喜欢用艾灸治病。

台北故宫博物院收藏了一幅长68.8厘米，宽58.7厘米的《村医图》，又叫《艾灸图》，是南宋著名画家李唐的传世作品。它描绘的是古代农村治病的场景，在路边树荫下，乡村郎中正在用艾灸为人治病。

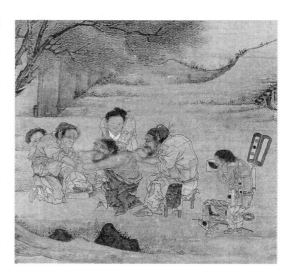

李唐《村医图》(《艾灸图》)

一个郎中弓着腰，手持艾条，专心致志地在患者背后施灸。病人坐在地上，表情痛苦。他的手脚都被人抓住不能动弹，旁边的人面露同情之色。一个小童子在郎中身后手持一贴膏药，正准备给病人贴敷。这幅《艾灸图》既是一幅古代绘画珍品，也是传统艾灸治病的真实写照，为我们了解宋代中医灸法治病提供了宝贵而形象的资料。

神奇的养生植物

——艾

　　药用植物艾为菊科多年生草本植物,植株高45～120厘米,生长于路旁、草地、荒野等处,全国大部分地区都有分布,取材非常充足和方便。春夏之交,花未开、叶茂盛时采摘,晒干或阴干。干燥的叶片多皱缩破碎,有短柄,叶片略呈羽状分裂,裂片边缘有不规则的粗锯齿。艾叶上面呈灰绿色,生有软毛,下面密生灰白色绒毛,质柔软,气清香,味微苦辛。挑选时,以叶片下面灰白色、绒毛多、香气浓郁者为佳。

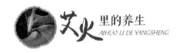
艾味苦、辛,性温。《本草纲目》记载:

　　苦辛,生温,熟热。入脾、肝、肾经。

艾气味芳香、苦燥辛散,能理气血、温经脉、逐寒湿、止冷痛,为妇科要药。作为中药,艾在临床常用来治疗脘腹冷痛、经寒不调、宫冷不孕等证,如成药艾附暖宫丸。艾叶炒炭有止血而不留瘀之功,可用来治疗虚寒性月经过多、崩漏带下、妊娠胎漏,如名方胶艾汤;煎汤外洗可治湿疮疥癣,祛湿止痒。艾叶是一种广谱抗菌、抗病毒的药物。艾叶烟熏法是一种简便易行的防疫法,在我国已有几千年的历史,至今还保留着五月初五(端午节)各家各户"插艾蒿,熏艾叶"的习俗。现在广泛应用的方法是把艾叶捣绒,制成艾条、艾炷,外灸具有散寒止痛、温煦气血、祛病强身之功。

　　那就让我们看看艾的主要功效吧!

🌿 温经散寒

艾叶具有苦、辛二味,苦辛能宣散,有温通调补之力,故能温经散寒。人体的正常生命活动有赖于气血的作用,气行则血行,气滞则血瘀,气血在经脉中流行,依靠"气"

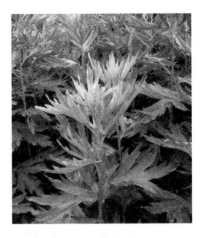

神奇的养生植物——艾

的推动。各种原因如"寒则气收,热则气疾"等因素,都可影响气血的运行,变生百病。气温则血滑,气寒则血涩,所以朱丹溪说:"血见热则行,见寒则凝。"因此,凡是一切气血凝滞、热象不明显的疾病,都可用温通气血的方法来进行治疗。如《灵枢·刺节真邪》篇:

脉中之血,凝而留止,弗之火调,弗能取之。

《灵枢·禁服》:

陷下者,脉血结于中……血寒,故宜灸之。

灸法正是应用艾燃烧发出的温热刺激,起到温经通痹的作用。通过热灸对经络穴位的温热性刺激,可以温经散寒,加强机体气血运行,达到治疗目的。所以,灸法可用于因寒所致的气血运行不畅,留滞凝涩引起的痹证、腹泻等疾病,效果甚为显著。

🌿 行气通络

经络分布于人体各部,内联脏腑,外布体表肌肉、骨骼等组织。正常的机体,气血在经络中周流不息,循环运行。如果由于风、寒、暑、湿、燥、火等外因的侵袭,人体或局部气血凝滞,经络受阻,即可出现肿胀、疼痛等症状和一系列功能障碍,此时,灸治一定的穴位,可以起到调和气血、疏通经络、平衡阴阳的作用,临床上可用于疮疡疔肿、冻伤、癃闭、不孕症、扭挫伤等疾患,尤以外科、伤科应用较多,可以缓解各种痛证。

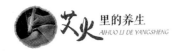

❧ 扶阳固脱

人生赖阳气为根本,得其所则人寿,失其所则人夭,故阳病则阴盛,阴盛则为寒、为厥,或元气虚陷,脉微欲脱(《素问·厥论》:"阳气衰于下,则为寒厥。")阳气衰微则阴气独盛,阳气不通于手足,则手足逆冷。凡大病危疾,阳气衰微,阴阳离决等症,用大炷重灸,能祛除阴寒,回阳救脱。此为其他穴位刺激疗法所不及。如宋代《针灸资生经》记载:"凡溺死,一宿尚可救,解死人衣,灸脐中即活。"《伤寒论》也有类似的记述:"少阴病吐利,手足逆冷……脉不至者,灸少阴七壮。""下利,手足厥冷,烦躁,灸厥阴,无脉者,灸之。"说明凡出现呕吐、下利、手足厥冷、脉弱等阳气虚脱的危重患者,可用大艾炷重灸关元、神阙等穴。由于艾叶有纯阳的性质,再加上火本属阳,两阳相得,往往可以起到扶阳固脱、回阳救逆、挽救垂危之疾的作用,在临床上常用于急救,如中风脱证、急性腹痛、吐泻、痢疾等急症的救治。

❧ 祛风湿,止疼痛

现代的人们易受到寒湿的侵袭,如白领人群常年生活在空调房间中,缺乏户外活动,就极易在不知不觉中受寒而产生疾病。俗话说:"百病从寒起",寒湿侵入脏腑,寒凝阻络,就会造成很多病痛,如胃脘痛、月经冷痛、四肢冷痛、腰酸背痛、头颈挛痛等。艾灸可以直接将留存于脏腑中的寒气排出体外。体内寒气严重的人,灸时可感到有一阵阵寒气从手心、手指间、足心处排出体外,这种神奇的作用是任何药物无法替代的。

「犹七年之病，求三年之艾也。」

——《孟子·离娄》

　　艾又称作"医草"，可灸"百病"。它是一种菊科多年生草本植物，遍布全国各地，以湖北蕲州产者为佳，因此优质的艾也可称作"蕲艾"，是蕲州四宝之一，并被赞为"灸家珍品，道地药材"。农历五月，是艾生长最旺盛、含油量最高的季节，一般采收艾叶者不会错过此最佳时节。《蕲

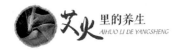
艾传》专论蕲艾,并有诗赞云:"产于山阳,采以端午。治病灸疾,功非小补。"那么,艾叶到底有何功用呢?《本草从新》有非常精彩的论述:

> 艾叶苦辛、生温、熟热、纯阳之性,能回垂绝之阳,通十二经,走三阴,理气血,还寒温,暖子宫……以之灸疗,能透诸经而除百病。

艾绒质量的好坏,对施灸的效果也有影响。艾绒制成后,要存放一定时间方能应用。由于艾绒易吸水,容易受潮,用时应选择存放陈久的优质艾绒为佳。质量好、无杂质、存放久而干燥的艾绒耐燃,效力高,疗效好,其燃烧时火力温和,不易散裂,使热力能穿透皮肤,直达深部。《本草纲目》对艾绒有专门的论述,曰:"凡用艾叶,须用陈久者,治令细软,谓之熟艾,若生艾灸火,则伤人肌脉。"艾如果用于艾灸,则特别强调要用陈艾(也称熟艾),因为艾叶具有生用则寒,熟用则热的区别,所以日常艾灸要选质优的陈艾绒作为原料才有好的疗效。中医上有使用"三年陈艾"治疗疾病之说。陈艾的优点是久经日晒,油质已经挥发且含挥发油少,艾质更为柔软,燃烧缓慢,灸之火力柔和,燃着后烟少,艾灰不易脱落,不仅痛苦较少,反而有快感,精神亦为之振奋;而新艾则没有这些优点,新制艾绒其油质尚存,且含挥发油多,燃烧快,灸之则火力强,燃着后烟大,艾灰易脱落而烧伤皮肤等,受术者较为痛苦。所以临床当中推崇使用"三年之艾"。

「阴阳皆虚，火自当之。」

——《灵枢·官能》

人生赖阳气为根本，得其所则人寿，失其所则人夭，故阳病则阴盛，阴盛则为寒、为厥，或元气虚陷，脉微欲脱，此时，就要用艾来温补虚脱的阳气。由于艾叶有纯阳的性质，再加上火本属阳，两阳相得，往往可以起到扶阳固脱、回阳救逆、挽救垂危之疾的作用。由于阳气虚弱不固等原因可致上虚下实，气虚下陷，出现脱肛、阴挺、久泄久痢、崩漏、滑胎等，此时，艾灸可以起到益气温阳、升阳举陷、安胎固经等作

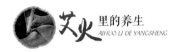
用。灸法可温阳补虚,使人胃气盛,阳气足,精血充,从而加强了身体抵抗力,病邪难犯,达到防病保健之目的。

古代文献中亦有"热可用灸"的记载,指出灸对脏腑实热有宣泄的作用。《医学入门》认为:"热者灸之,引郁热之气外发。"灸法能以热引热,使热外出。艾灸用于阴虚证的治疗,主要通过"补阳"来达到"阳生阴长"的目的。可见,无论实热证还是阴虚内热证,一般均可选用艾灸法治疗。

对于追求养生保健的人士来说,艾灸的火热之力是补虚的绝佳选择。《景岳全书》说:"虚能受热,所以补必兼温。"灸法四季皆可,尤以冬季最为适宜,所以《本草纲目》说:"艾叶味苦,气微温,阴中求阳之最,主灸治百病。"

"若要安，三里莫要干。"
——家庭保健灸

　　古人云："家有三年艾，医生不用来"，说的就是使用艾灸进行家庭自我调治的神奇之处。张杲在《医说·针灸》中强调："若要安，三里莫要干。"在足三里穴上进行化脓灸，灸疮未愈之前称为不干。这句话说明反复重灸足三里，可以起到预防保健作用。《外台秘要》也说："三里养先天之气，灸之可使元气不衰。"由此可见，祛病养生并不复杂，很多简单易行的方法就流行于民间。在明确病因的情况下，可以在家中用艾灸自我调治（当然，必要时还是应及时到医院就诊，不可贻

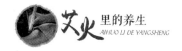

误治疗良机)。

古人认为"以灸散郁,则病随已",也就是说灸通过解郁的方法来防病治病。"郁"是致病的主要因素,如今我们生活在高速发展的社会中,各种各样的压力和不顺心的情绪时刻影响着我们的健康,不堪重负就会生病,有的人因为压力过大导致精神错乱,甚至自杀。这些形形色色的压力和负荷就是中医所说的"郁",而艾灸能够散郁、解郁。

《医学入门》说:

> 虚者灸之,使火气以助元气也;实者灸之,使实部随火气发散也;寒者灸之,使其气复温也;热者灸之,引郁热之气外发。

可见,不管虚实寒热皆可灸。因此,家庭自灸正当其时,有病治病,无病强身。艾灸既简单易行,又疗效显著。

现代医学研究证明,艾灸保健穴位可以调节脏腑功能,促进机体的新陈代谢,提高机体的免疫力,还能够增加红细胞、白细胞的数量和增强巨噬细胞的吞噬能力。如果长期自灸保健穴位,就能够达到调和阴阳、健脾和胃、固本培元、补中益气、祛病延年的效果。

广大民众喜闻乐见的传统保健灸很多,比如秋分时灸足三里可以强壮脾胃、预防胃肠病,小儿腹泻可以隔盐灸肚脐,等等。国外也很注重保健灸法,在日本,三里灸又被称为长寿灸,这一保健方法在日本颇为盛行。

灸法健身防病,男女老幼皆可应用。保健没有什么诀窍,贵在"坚持"二字,只要你坚持使用,个人和家庭都能受益匪浅。

艾灸养生在现代社会的神奇妙用

现代人由于生活节奏加快，来自社会、家庭等各方面的压力巨大，加上环境中种种污染影响身心，易出现郁闷、心烦、急躁易怒、记忆力减退、注意力不集中、失眠、多梦、口臭、容易疲劳等，男性容易出现阳痿、早泄、前列腺炎，女性容易出现乳腺增生、月经不调等。这些现代病的出现，体现出一个"累"字，以中医学角度看来，这些都是气血不足或经脉不畅造成的。如何解决呢？试试艾灸吧。

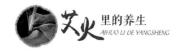

❧ 消除疲劳,改善睡眠

艾灸能够消除疲劳,改善睡眠。

人在运动或劳动后,常常会出现肌肉酸痛、疲劳等症状,这是因为运动中肌肉产生了大量乳酸,而艾灸可以快速地减少积累的乳酸,缓解疲劳。艾灸还能够促进颈项部和头部的气血运行,改善由于气血不能上达造成的失眠、健忘。实验发现,艾灸治疗疲劳、改善睡眠主要通过施治于三个穴位:大椎穴、关元穴、足三里穴。也有实验证明,用艾灸治疗运动员身体的疲劳,效果出奇的好,能让其运动能力得到明显加强。并且,与其他疗法相比,艾灸疗法更方便。

❧ 排毒养颜,美白润肤

人类在 20~22 岁体内激素分泌水平达到巅峰期,之后体内激素的分泌量以每 10 年减少 15% 的速度下降,女性尤为显著。激素的减少会使皮肤出现暗淡无光、色素沉着、长斑、粗糙、缺乏弹性、衰老、松弛下垂等现象。

祖国医学认为,皮肤疾患主要与肺有关。肺主皮毛,肺又为娇脏,很容易感受外邪,一旦肺的功能受到影响,则人的皮肤和毛发都会受到伤害。养颜美容必须要调理肺脏,只有肺的生理功能正常,才能从根本上改善肤质,延缓衰老。艾灸有两千多年的历史,是天然和绿色的养生方法。燃烧后的艾绒发出芳香气味,经鼻吸入,通畅气管,濡润心肺,其挥发出来的精油直接作用于表皮,辛温走窜,渗透肌肉深层,使气机通调,激发人体正气。通过艾灸引邪外出,加快体内气血运行,能促进体内垃圾和毒素的排出。若将艾灸有针对性地施治于人体经络特定穴位,还能缓解某些劣质化妆品的副作用,排出铅或一氧化碳,维持皮肤的补水、保湿功能,达到调理肤质、养护肌肤的目的,使女性由内向外地散发健康和自然美。

此外,据现代生物分析,艾草含有侧柏酮、多种醇、胆碱、蒿淀粉等多种成分,艾草的根、茎、叶都是宝,对皮肤美白、补湿、抗老化、祛皱、改善青春痘、预防酪氨酸酶氧化、预防肌肤敏感等均有良好调理功效。

消除冷感,改善性功能

艾叶能祛寒、除湿、通经络。人体的五脏六腑、四肢百骸、皮肤肌肉需要依靠气血的温煦、濡润、滋养以维持生机。通过艾灸对人体产生温经通脉的作用,可以养护男、女性生殖器官,提高男性雄激素、女性雌激素分泌水平,从而达到以下功效:

· 养护卵巢,改善由于雌性激素分泌减少而引起的痛经、月经不调、性冷淡、皮肤粗糙、失眠、记忆力减退、更年期综合征等。

· 调养子宫附件,改善由于妇科炎症如盆腔炎、宫颈炎、子宫肌瘤、子宫内膜异位症等造成的下腹坠胀、宫寒不孕及性功能下降。

· 养护乳腺,预防和调治乳腺增生、乳腺炎及乳腺肿瘤等。

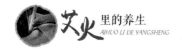

·改善和调节男性性功能,如遗精、阳痿、不育及前列腺疾患等。

🐦 提高免疫力,防止衰老

灸疗能提高机体免疫力,增强机体代偿能力,从而提升人体正气。取穴施灸时,艾燃烧产生的红外线可激发人体穴位内生物分子的氢键,产生受激共振效应,同时激发人体的经络感传现象,促进经气运行,产生循经感传,为正常细胞、免疫活细胞及能量缺乏的病态细胞输送活化能,同时借助于反馈调节机制,纠正病理状态下能量代谢的紊乱状态,调控人体的免疫力,抑制人体内细胞的衰老。经过大量的对比研究发现,艾灸的调理效果比较明显,尤其在提高人体的免疫力、抗疲劳、抗衰老以及人体功能的综合调理等方面,效果更为显著。

艾灸宜忌

—— 适应证和禁忌证

　　从古代医家到现代研究实践均表明,灸法有特殊疗效。灸法不仅能治疗体表的病症,也可治疗脏腑的病症;既可治疗多种慢性病症,又能救治一些急危重症;主要用于各种虚寒证的治疗,也可治疗某些实热证。其应用范围,涉及临床各科。尤其值得一提的是,我国在保健灸方面已经积累了丰富的经验。

　　目前,艾灸治病病种在二百种左右,其主要适用病症如下。

内科病症：感冒、急性细菌性痢疾、细菌性食物中毒、流行性腹泻、慢性支气管炎、支气管扩张症、肝硬化、支气管哮喘、呃逆、慢性胃炎、胃下垂、风湿性关节炎、类风湿关节炎、冠心病、高血压病、流行性出血热、白细胞减少症、血小板减少性紫癜、血栓闭塞性脉管炎、肥胖症、甲状腺功能亢进症、慢性乙型病毒性肝炎、慢性溃疡性结肠炎、糖尿病、硬皮病、中风、遗传性共济失调、急性脊髓炎、周围性面神经麻痹、面肌痉挛、雷诺病、红斑性肢痛、股外侧皮神经病、肌萎缩侧索硬化、不宁腿综合征、精神分裂症、癫痫、慢性肾炎、肾下垂、阳痿、功能性不射精症等。

外科病症：急性炎症、疖、指（趾）感染、急性淋巴管炎、颈椎病、骨折、急性腰扭伤、急性乳腺炎、压疮、狭窄性腱鞘炎、肱骨外上髁炎、骨关节炎、慢性前列腺炎、骨结核、血栓性浅静脉炎、腹股沟斜疝、痔、直肠脱垂、输血输液反应、乳腺增生症、前列腺增生等。

皮肤科病症：带状疱疹、白癜风、斑秃、银屑病、冻疮、神经性皮炎、寻常疣、黄褐斑、腋臭、鸡眼等。

妇产科病症：子宫脱垂、习惯性流产、外阴白色病变、胎位不正、功能性子宫出血、痛经、慢性盆腔炎等。

儿科病症：脑积水、流行性腮腺炎、婴幼儿腹泻、小儿厌食症、小儿遗尿症等。

五官科病症：近视眼、睑腺炎（曾称麦粒肿）、单纯性慢性青光眼、老年性白内障、过敏性鼻炎、萎缩性鼻炎、急性扁桃体炎、急性化脓性中耳炎、内耳眩晕症、颞下颌关节紊乱综合征、复发性口疮等。

其他：保健、戒烟、抗衰老、抗疲劳等。

灸法适用范围虽然广泛，但和其他疗法一样也有其禁忌证，大致包括以下几方面。

·禁灸和慎灸的穴位有睛明、丝竹空、瞳子髎、人迎、经渠、曲泽、委中等。

·颜面部、心前区、大血管和关节活动处不可用瘢痕灸。

·妇女妊娠期、腰骶部和少腹部不宜用瘢痕灸。

·对外感热病、阴虚内热、阴液不足及邪热炽盛的患者一般不宜施灸。

·患者过劳、过饱、过饥、大渴、大惊、大恐、大怒之时禁灸。

02

小艾灸・大养生

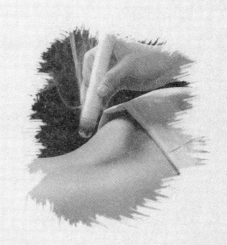

艾灸用品制备

艾绒和艾炷

　　施灸的材料是艾绒，我们如今可以很方便地从中药店买到，且价格十分低廉。挑选时以气味清香、含绒量高、叶梗杂质较少、绒色泛白的陈年艾绒为佳。这样的艾绒使用起来容易点燃，火力专注柔和，燃烧缓慢均匀，烟雾较小，艾灰不易脱落，痛苦较少，气味芬芳，使受术者精神畅快，容易取得好的疗效。

灸法治病,古人多采用直接灸,且艾炷较大,壮数(艾炷的计数单位)较多,并且古人非常推崇应用化脓灸进行保健和预防疾病。现代灸法为了减轻患者灸疗时的痛苦,多采用小艾炷、少壮灸,较少采用化脓灸。

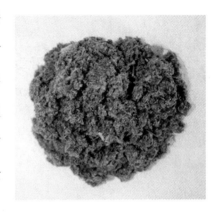

艾绒

艾炷灸时将纯净的艾绒放在平板上,用手搓捏成大小不等的圆锥形艾炷,置于施灸部位点燃而治病。常用的艾炷大小或如麦粒,或如苍耳子,或如莲子,或如半截橄榄等。为了方便,艾炷可以简单分成大、中、小三种。艾炷的计数单位为"壮",即灸时每燃完1个艾炷(或治疗用了1个艾炷)就称为"1壮"。一般而言,艾炷越大,刺激量就越大;艾灸壮数越多,刺激量也越大。每个穴位一般灸3~7壮。

为了方便人们使用,现在可以从药店和医疗器械商店买到制作好的艾炷,直接用来艾灸。如果想感受亲手制作艾炷的乐趣,也可以买来高品质的艾绒,再买一个制作艾炷的模具,自己就可以很方便地在家里制作不同规格的艾炷,乐在其中。

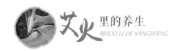

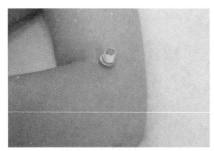

购买的艾炷

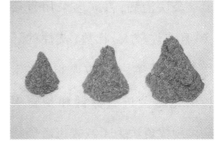

自制的小、中、大艾炷

艾条

常用艾条的做法是这样的：取纯净细软的艾绒 24 克，平铺在 26 厘米长、20 厘米宽的细草纸上，将其卷成直径约 1.5 厘米的圆柱形艾卷，要求卷紧，外裹以质地柔软疏松而又坚韧的桑皮纸，用胶水或糨糊封口而成，这种艾条也称为清艾条。还可以根据实际需要，在艾绒中掺入肉桂、干姜、丁香、独活、细辛、白芷、雄黄、苍术、没药、乳香、川

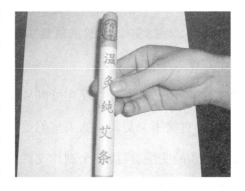

艾条

椒各等份的细末6克,称为药艾条。

　　艾条燃烧时会产生烟雾,有的受术者对烟雾过敏,或者不喜欢艾条燃烧时烟的味道,或者有的受术者患有咳嗽、哮喘一类呼吸道疾病,艾灸发出的烟就成了一种不良刺激。为了避免这些情况的发生,一些厂家运用现代工艺,制成了无烟灸条,这种无烟灸条比一般的清艾条要短,灸体十分密实,不易折断,灸材呈黑色,价格也要高于清艾条,但在疗效上与清艾条相仿。施术时,可以根据自己的体质和具体情况酌情选用不同的灸条。

灸盒

　　为了使灸法更为安全、无痛、不会灼伤皮肤,可以使用灸盒进行艾灸。使用灸盒进行灸治尤其适用于老人、妇女、儿童、体弱者,是家庭保健乐于接受的一种艾灸方法。

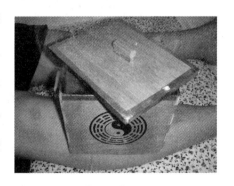

灸盒

　　市面上比较常见的灸盒是呈长方形的艾灸器具,一般为木制,其规格有大、中、小三种:大号为

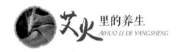
20 厘米 ×14 厘米 ×8 厘米,中号为 15 厘米 ×11 厘米 ×8 厘米,小号为 11 厘米 ×9 厘米 ×8 厘米。施灸时,将灸盒放在灸处中央,点燃艾条,对准穴位,放在铁窗纱上,盖好盖子,即可施灸。

温灸器

温灸器又名灸疗器,是一种专门用于施灸的器具,从灸盒发展而来,特别是现代,随着科技的进步、制作工艺的提高,各种各样的温灸器应运而生,外形、工艺、材料和人性化设计都达到了很高的水平。当我们

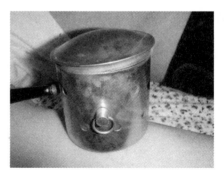

温灸器

要进行艾灸时,可以很方便地买到所喜欢的温灸器。这些温灸器设计非常贴心,既安全又美观,可以固定在任何要施灸的部位,十分方便。

市面上常见的温灸器有圆筒式和圆锥式两种,其中圆筒式适用于较大面积的灸治,圆锥式多作为小面积的点灸用。温灸器底部均匀地分布着数十个小孔,内有一个小筒,小筒内可以装置艾绒,施灸时点燃艾绒,在治疗部位滚动或者定点地进行灸烤即可。

常用艾灸法

直接灸

将大小适宜的艾炷直接放在皮肤上施灸的方法就是直接灸,古人多采用这种方法。施灸时,如果将皮肤烧伤化脓,愈后留有瘢痕者,称为瘢痕灸;如果不使皮肤烧伤化脓,不留瘢痕者,称为无瘢痕灸。

瘢痕灸

瘢痕灸又名化脓灸。施灸时,先将所灸腧穴部位涂以少量的大蒜

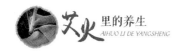

汁,以增加黏附和刺激作用,然后将大小适宜的艾炷置于腧穴上,用火点燃艾炷施灸。每壮艾炷必须燃尽,除去灰烬后,方可易炷再灸,待规定壮数灸完为止。施灸时由于艾火烧灼皮肤,因此会产生疼痛,此时可用

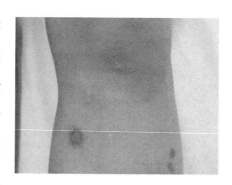

瘢痕灸

手在施灸腧穴周围轻轻拍打,借以缓解疼痛。在正常情况下,灸后1周左右施灸部位会化脓,形成灸疮,5~6周后灸疮自行痊愈,结痂脱落后会留下瘢痕。

由于瘢痕灸会产生化脓和灸疮,因此施灸前必须向患者详细说明灸治的原理、方法和过程,征求患者同意合作后,方可使用本法。灸治后嘱患者多吃羊肉、鲜鱼、豆腐等食物。临床上,瘢痕灸常用于治疗哮喘、肺痨、瘰疬等慢性顽疾。这种灸法的缺点是受术者的痛苦较大,现在临床上应用较少,特别是糖尿病患者应慎用。

无瘢痕灸

施灸时,先在所灸腧穴部位涂以少量的凡士林,使艾炷便于黏附,然后将大小适宜的艾炷置于腧穴上点燃施灸,当艾炷燃剩2/5或1/4而受术者感到微有灼痛时,即可易炷再灸,待将规定壮数灸完为止。

一般应灸至局部皮肤出现红晕而不起水疱为度。因其皮肤无灼伤，故灸后不化脓，不留瘢痕。

无瘢痕灸主要用于治疗虚寒性疾患，易于被患者接受，较为常用。

间接灸

间接灸又称隔物灸，是在艾炷与皮肤之间垫上某种介质进行施灸的一种方法。

间接灸由于刺激温和，对皮肤不易造成损伤，所以历来深受患者欢迎，特别适合家庭自我灸治保健。值得一提的是，因其所隔之物多为中药或具有药性的食材，施灸时既可以发挥灸疗作用，又能发挥药物功效，临床观察对很多病症均有良好的效果。

常见的间接灸包括隔姜灸、隔蒜灸、隔盐灸和隔附子灸等。

隔姜灸

隔姜灸就是用薄的姜片作为介质进行艾灸的方法，由于取材方便，操作简单，已成为常用的隔物灸法之一。

隔姜灸古已有之。明代杨继洲的《针灸大成》记载："灸法用生姜切片如钱厚，搭于舌上穴中，然后灸之。"之后的名医张景岳在《类经图翼》中提到治疗痔疾"单用生姜切薄片，放痔痛处，用艾炷于姜上灸三

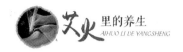

壮,黄水即出,自消散矣"。从以上两则隔姜灸的应用来看,隔姜灸在古代能够用于一些特殊部位、特殊疾病的治疗,实在是对现代临床有很大的启发——原来隔姜灸可以这样应用!还有清代吴尚先的《理瀹骈文》和李学川的《针灸逢源》等书籍中亦有不少关于隔姜灸的记载。

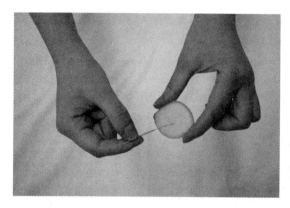

制作姜片

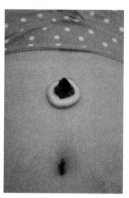

隔姜灸

隔姜灸的方法很简单,选新鲜老姜,沿生姜纤维纵向切成0.2~0.5厘米厚的姜片,大小可根据施灸部位和选用艾炷的大小而定,一般略大于施灸部位。姜片中间用三棱针穿刺数孔,便于透热。施灸时,把大或中等艾炷放在姜片上,点燃置于穴位之上。待艾炷燃尽或患者局部有灼痛感时,更换艾炷再灸,以局部潮红而不起水疱为度。灸毕用正红花油涂于施灸部位,一是防皮肤灼伤,二是能增强艾灸活血化瘀、散寒止痛的功效。一般每日灸治1次,7次为1个疗程。

生姜性温,有温经活血化瘀、祛风散寒止痛之功。隔姜灸通过姜汁的辛辣及艾灸的热效应,刺激局部皮肤穴位,长于散寒止痛、温胃止呕,主要用于治疗风寒痹痛,因寒而致的呕吐、泄泻、脘腹隐痛、遗精、阳痿、痛经、周围性面瘫等病症。

使用隔姜灸时应选取新鲜的老姜,宜现切现用,姜片的厚薄宜根据部位和病症而定。一般来说,面部等较为敏感的部位,姜片可厚些;而急性或疼痛性病症,姜片可切得薄一些。若姜片烤焦皱缩,可更换姜片继续灸。

🌿 隔蒜灸

隔蒜灸分为隔蒜片灸和隔蒜泥灸两种。

古人用隔蒜灸来治疗痈疽,宋代医家陈言所撰《三因极一病证方论》卷十四中有较详

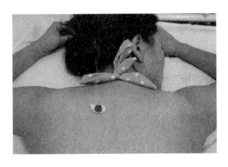

隔蒜灸

细的论述:痈疽初觉"肿痛,先以湿纸覆其上,其纸先干处即是结痈头也……大蒜切成片,安其送上,用大艾炷灸其三壮,即换一蒜,痛者灸至不痛,不痛者灸至痛时方住"。该书还提到另一种隔蒜灸法,即隔蒜泥饼灸:"若十数作一处者,即用大蒜研成膏作薄饼铺头上,聚艾于饼上灸之。"可见,古代医家擅长于应用隔蒜片灸和隔蒜泥灸治疗外科

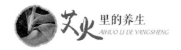

痈疽。

隔蒜灸的操作方法是将鲜大蒜头切成厚0.2~0.3厘米的薄片，中间以针刺数孔（或捣蒜如泥亦可），置于应灸腧穴或患处，然后将艾炷放在蒜片（或铺就的蒜泥）上，点燃施灸。待艾炷燃尽，易炷再灸，直至灸完规定的壮数。一般每日灸治1次，直到痊愈。

隔蒜灸有清热解毒、杀虫等作用，多用于痈、疽、疮、疖、疣及腹中积块等，近年来还用于肺结核等的辅助治疗。

隔盐灸

隔盐灸是用干燥的食盐填敷于脐部施灸的治疗方法。隔盐灸历史悠久，是临床常用的间接灸之一。

隔盐灸最早载于《肘后备急方》，葛洪主张用食盐填平脐窝，

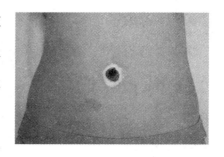

隔盐灸

上置大艾炷施灸，用以治疗霍乱等急症。后世的医籍《备急千金要方》《千金翼方》及元代危亦林的《世医得效方》等都有介绍，再如《本草纲目》第十一卷记载："霍乱转筋，欲死气绝，腹有暖气者，以盐填脐中，灸盐上七壮，即苏。""小儿不尿，安盐于脐中，以艾灸之。"古人以盐作为介质，主要在肚脐处施灸，但随着医学的逐渐完善、发展，隔盐灸早已

不再局限于神阙(肚脐)一穴。

隔盐灸神阙穴时,患者仰卧,暴露脐部,取纯净干燥的食盐(以青盐为佳)适量,可炒至温热,纳入脐中,与脐平,然后上置艾炷施灸,至患者稍感烫热,易炷再灸。为避免食盐受火爆裂烫伤,可预先在盐上放一薄姜片再施灸。

食盐属矿物质,加热后也可产生热辐射,透热持续均匀,与中医的砭石疗法有异曲同工之妙。

施灸时,患者需保持原有体位,呼吸均匀,尤其是穴区感觉烫时,应告知施术者处理,不可乱动,以免烫伤。

🍂 隔附子灸

隔附子灸亦是间接灸法之一,分隔附子片灸和隔附子饼灸两种。

此法的应用首见于唐代孙思邈的《千金翼方》,其中记载:"削附子令如棋子厚,正着肿上,以少唾湿附子,艾灸附子,令热彻以诸痈肿牢坚。"用隔附子片灸治外科痈肿,这就是隔附子片灸的最早记载。

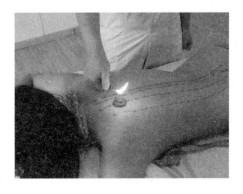

隔附子灸

后来发展出隔附子饼灸,如明代薛己的《外科发挥》记载,治疮口不收

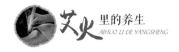
敛者"用炮附子去皮脐,研末,为饼,置疮口处,将艾壮于饼上灸之。每日数次,但令微热,勿令痛"。隔附子灸在古代常用于一些急难杂症的治疗,往往能够回阳救逆,起死回生。

隔附子片灸就是取熟附子用水浸透后,切厚0.3～0.5厘米的薄片,中间用针刺数孔,放于穴区,上置艾炷灸之。隔附子饼灸就是将附子切细研末,以黄酒调和,做成直径约3厘米、厚约0.8厘米的附子饼,中间以针刺数孔,放在应灸腧穴或患处,上面再放艾炷施灸。附子辛温大热,有温肾壮阳之功,多用于治疗命门火衰而致的阳痿、早泄或疮疡久溃不敛等病症。

附子有毒,使用时应注意以下几点:

·施灸时要注意室内通风。

·隔附子饼灸须在医务人员指导下进行。

·应选择较平坦且不易滑落的部位或穴位处施灸,灸饼灼烫时应及时取下更换,以防灼伤皮肤。

·对阴虚火旺及过敏体质者、孕妇均应禁用附子饼灸。

艾条灸

艾条灸是将艾绒制作成艾条施灸的方法。艾条的制法前已讲述。

艾条灸最常用的方法是施灸时将艾条悬放在距离穴位一定高度处进行熏烤,不使艾条点燃端直接接触皮肤,也称悬起灸或悬灸。艾条灸主要包括温和灸、回旋灸和雀啄灸。

温和灸

施灸时,将艾条的一端点燃,对准应灸的腧穴或患处,距皮肤 2~3 厘米(1 寸)进行熏烤,使局部产生温热感而无灼痛为度,一般每处灸 5~10 分钟,至皮肤出现红晕为止。

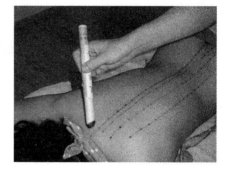

艾条灸

这种灸法的特点是温度较恒定和持续,对局部气血阻滞有温经散寒的作用,主要用于风寒痹痛以及慢性病的灸疗。

回旋灸

回旋灸又称熨热灸,施灸时使艾条点燃的一端与穴位皮肤保持一定的距离(3 厘米左右),但艾条的位置不固定,而是左右平行移动或反复旋转移动施灸,以局部皮肤出现温热红晕而不灼痛为宜。

这种灸法的特点是温度呈渐凉渐温反复转化,除对局部病痛的气血阻滞有消散作用外,还能对经络气血的运行起到促进作用,主要用

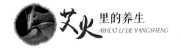

于治疗面积较大的风湿痛、软组织损伤以及皮肤病等。

雀啄灸

在施灸时,将艾条点燃的一端与施灸部位的皮肤并不固定在一定距离,而是像鸟雀啄食一样,一上一下活动地施灸,称雀啄灸。一般随呼吸的节奏进行施灸,可灸 15~20 分钟。

这种灸法的特点是温度突凉突温,对唤起腧穴和经络的功能有较强的作用,适用于灸治急性病、远端病痛和内脏疾病。

温灸器灸

用温灸器施灸的方法叫作温灸器灸,常用的有温灸盒和温灸筒两种。施灸时,将艾绒、艾条或药物点燃后装入温灸器中,用盖将温灸器盖好,置于腧穴或应灸部位,既可以来回移动熨灸,也可以固定在局部进行熨灸,一般灸治 15~20 分钟,以所灸部位的皮肤红润、温热为度。此法有调和气血、温中散寒的作用。

温灸器使用安全方便,一切需要灸治者均可采用温灸器灸,对小儿、妇女及畏惧灸治者最为适宜,是一种自我及家庭保健的理想方法。

艾灸的技巧

施灸要掌握最佳灸量。灸量是指灸疗对机体刺激的规模、程度、速度和水平等。它是灸治所致的刺激强度和刺激时间的乘积,取决于施灸的方式、灸炷的大小、壮数的多少、施灸时和施灸后刺激效应的持续时间等因素。灸治恰当、适宜的次数和强度,有助于提高疗效,防止不良反应的发生。

《医宗金鉴》上载:

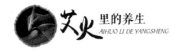

皮不痛者毒浅,灸至知痛为止;皮痛者毒深,灸至不知痛

为度。

这是指要根据病情决定艾灸的灸量,病情轻浅的要少灸、轻灸,病情深

重的要多灸、重灸。

《医学入门》载:

针灸穴治大同,但头面诸阳之会,胸膈二火之地,不宜多

灸,背腹阴虚有火者,亦不宜灸,惟四肢穴最妙,凡上体及当

骨处,针入浅而灸宜少;凡下体及肉厚处,针可入深,灸多

无害。

即要根据身体的不同部位施加不同强度的艾灸。头面是诸阳汇聚之

处,胸膈是君火、相火之地,不宜再施加过多的火气;腹背阴虚有热者

也不能多灸。在人体中,四肢穴位比较适合艾灸。上肢和骨关节应该

浅刺少灸,下肢和肌肉丰厚处却可以深刺重灸。

此外,还应该综合考虑天时、地利、气候等因素的影响来定灸量,

如冬天灸量宜大,才能祛寒通痹,助阳回厥;夏季宜少灸或轻灸,才不

会造成火热伤阴。北方风寒凛冽,灸量宜大;南方气候温暖,灸量

宜小。

不同的年龄、体质和性别,其阴阳气血的盛衰及对灸的耐受性也

是不同的。老年或体弱的人使用保健灸,灸量宜小,但须坚持日久;而

壮年者应随年龄由小至大而递增壮数。

至于灸的程度,施灸后应以自觉温热舒畅直达深部,经久不消,停灸多时尚有余温,才算合适。《医宗金鉴》认为:

> 凡灸诸病,必火足气到,始能求愈。然头与四肢皮肉浅薄,若并灸之,恐肌骨气血难堪,必分日灸之,或隔日灸之,其艾炷宜小,壮数宜少。有病必当灸巨阙、鸠尾二穴者,必不可过三五壮。背腰下皮肉深厚,艾炷宜大,壮数宜多,使火气到,始能去痼冷之疾也。

因此,不管灸治哪个穴位,都要"足量",热力要能够深入体内,直达病所。为了减少施灸时出现的痛苦,可以隔日灸,还应视病情的深浅轻重、穴位的位置来决定艾炷的大小和壮数。

「能忍一倾之灸，便有再生之理。」

——《备急灸法》

直接灸或化脓灸有很好的疗效，但由于皮温的升高，必然会造成创伤和疼痛，特别是灸疮的产生有碍观瞻，使受术者往往难以接受。慢慢地，艾灸疗法逐渐背离了原有的方向，也反过来影响了疗效。针对这种现实，宋代闻人耆年在《备急灸法》中就讲：

富贵骄奢之人,动辄惧痛,闻说火艾,嗔怒叱去,是盖自暴自弃之甚者,苟不避人神,能忍一倾之灸,便有再生之理,自当坚壮此心,向前取法,以全肤体,不致枉夭,岂不诚大夫欤。

他一针见血地批评了因惧怕艾火之苦而拒绝灸疗的做法,鼓励人们要忍受一时之痛苦,敢于使用灸法以愈疾。

一般人对疼痛、灸疮化脓有恐惧心理,甚至认为感染会引发其他疾病,岂不知这正是灸疗的神奇之处。《小品方》说:"灸得脓坏,风寒乃出;不坏则病不除也。"《针灸资生经》也说:"凡著艾得灸疮发,所患即瘥,不得疮发,其疾不愈。"《太平圣惠方》上说:"灸炷虽然数足,得疮发脓坏,所患即瘥,如不得疮发脓坏,其疾不愈。"《针灸易学》说:"灸疮一发,去病如抓。"从以上种种论述不难发现,古代医家认为只有经历疼痛,甚至灸疮化脓,方可提高疗效,治病愈疾。对灸疮出脓,无须顾虑重重,它与一般的疮痈化脓或创伤性炎症截然不同。只要认真护理,一般不会出什么问题。

现代实验研究表明,单壮艾炷(约0.5~2毫克)灸后,皮肤表面温度上升到105℃左右,皮肤内温度上升到56℃左右,说明艾灸确有温煦作用,且有较强的渗透力,这无疑对人体健康是有益的。较强的灸治可使血清中IgE含量和外周血中嗜碱性粒细胞计数下降,对免疫球蛋白IgA,IgG,IgM有双向调节作用,说明艾灸对人体免疫功能的调节是良性的、积极的。

四季人神不宜灸

　　祖国医学认为,人与自然是和谐统一的,保健养生、祛病强身可以取法自然。《黄帝内经》中岐伯论述自然规律时说:

　　　　春生、夏长、秋收、冬藏,是气之常也,人亦应之。

　　这就提示我们,人的生老病死顺应自然四季交替的变化规律,使用灸法祛病保健更要顺应自然之气。《素问·厥论》提出:"春夏则阳气多而阴气少,秋冬则阴气盛而阳气衰",季节、天气都对灸法的疗效有影响,灸法应择时,以晴朗天气、风和日丽时施灸为佳。施灸一般以正午以后为宜,因此时阳气正旺,正是温阳散寒的好时机;而午前阳气未隆,灸之则易伤气耗血。

此外,冬季本不旺之阳受自然界影响更加虚衰,在此季节阴阳明显失衡,故疾病纷纷在冬季加重或诱发。若反季节即在夏季利用"节气灸"防治,则机体可顺应夏季自然界阳气隆盛的激励,并最大限度利用夏季阳气相对充盛之时顺势而治,达到温元阳、化宿疾、平衡阴阳、消除病根的目的。因此临床上许多在冬季诱发或加重的慢性疾病,如果能提前在夏季预防或治疗,往往可获特效。

切合自然规律进行防病治病是中医的特色,但是当季节和气候交替变化的某些特殊时段,人体相对于外界处于一种相对薄弱的状态,这时我们应该避之有时,减少不利因素。《黄帝明堂灸经》记载的四季人神不宜灸就明确提出:

　　　　春在左胁,秋在右胁,夏在脐,冬在腰。

也就是说,春季不适宜灸治左胁处的穴位,秋季不适宜灸治右胁的穴位,夏季不宜灸治肚脐,冬季不宜灸治腰部穴位。

可见,古人不仅借助自然之力提高人体的抵抗力,还会避开自然对人体不良的影响,适时施灸。

经脉十二时辰宜灸与不宜灸

《灵枢·顺气一日分为四时》中记载：

夫百病者，多以旦慧、昼安、夕加、夜甚。

施灸不仅要考虑季节气候因素，还要根据一天不同时间的经脉气血盛衰和穴位的开合选择施灸的最佳时机。中医学认为人体经脉的开阖以及气血的盛衰都具有时相性，某一条经脉的气血流行在特定的时间段有显著的变化，利用这个特定的时间段顺势进行相关疾病的保健治疗,可以明显提高疗效。具体的时相变化规律如下表所述。

十二经宜灸时间及宜治疾病表

经脉	经气最旺时辰	时间	宜治疾病
肺经	寅时	3—5时	咳嗽、哮喘、痰多、胸闷、心烦
大肠经	卯时	5—7时	腹泻、便秘、脱肛
胃经	辰时	7—9时	胃痛、腹胀、消化不良、消化性溃疡、结肠炎、慢性胃炎
脾经	巳时	9—11时	腹泻、乏力、消瘦、胸闷、呃逆、腹胀
心经	午时	11—13时	心悸、心痛、惊悸、失眠、自汗、精神疾病
小肠经	未时	13—15时	发热、目赤肿痛、肩痛、耳鸣、耳聋、小便短赤
膀胱经	申时	15—17时	发热、目赤肿痛、肩痛、耳鸣、耳聋、小便短赤
肾经	酉时	17—19时	遗精、阳痿、不孕、不育、月经不调、痛经、小便不利、腰痛、遗尿、耳鸣、耳聋
心包经	戌时	19—21时	胸闷、心痛、惊悸、胃痛、呕吐
三焦经	亥时	21—23时	发热、目赤肿痛、咽喉肿痛、耳鸣、耳聋、偏头痛、项强
胆经	子时	23—1时	眩晕、高血压、视力减退、腹痛、胸胁胀痛、急躁易怒
肝经	丑时	1—3时	眩晕、高血压、视力减退、腹痛、胸胁胀痛、急躁易怒

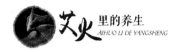

此外,一天之中十二时辰亦有各自不宜施灸的部位,《太平圣惠方·卷一百》有详细的论述,为了大家阅读方便,也归纳列表如下。

十二时辰不宜灸表

时辰	时间	部位	时辰	时间	部位
子时	23—1 时	踝	午时	11—13 时	胸
丑时	1—3 时	头	未时	13—15 时	腹
寅时	3—5 时	耳	申时	15—17 时	心
卯时	5—7 时	面	酉时	17—19 时	背
辰时	7—9 时	头	戌时	19—21 时	腰
巳时	9—11 时	乳	亥时	21—23 时	股

意外情况的急救处理

灸法是一种安全有效的非药物疗法,施灸后,局部皮肤出现微红灼热,属于正常现象,无须处理。但是灸法如应用不当,也可发生意外。如果在施灸过程中出现一些意外情况,也不要惊慌,按照正确的方法处理,一般情况下都能够恢复正常。

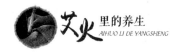

灸疮的处理

古人认为在体表直接灸治（化脓灸），化脓产生灸疮是一种有效的治疗手段，这样往往能够达到神奇的疗效。但是有些人对于化脓灸有恐惧心理，怕痛，怕造成严重的后果。实际上，对于大部人来说，产生灸疮大可不必惊慌失措，只要我们认真护理，甚至针对性地用抗生素治疗，就不会产生不良后果。

化脓灸者在灸疮化脓期间，要注意适当休息，加强营养，保持局部清洁，并可用敷料保护灸疮，以防感染，待其自然愈合。如处理不当，灸疮脓液呈黄绿色或有渗血现象，可用消炎药膏或玉红膏涂敷。对于因施灸过量、时间过长，致局部出现小水疱，只要注意不擦破，可任其自然吸收。如水疱较大，可用消毒的三棱针刺破，放出液体，或用无菌的一次性注射针抽出液体，再涂以碘伏，并以纱布包敷。

另外，糖尿病患者、皮肤病患者、拟采用面部穴位灸治者以及身体虚弱者，禁用化脓灸。

总之，要慎重采用化脓灸，严格筛选施术对象，并在施术前做好说明，务必取得患者同意后方可实施。若灸疮有继发感染，应积极给予抗感染治疗。

晕灸的处理

晕灸是不多见的一种艾灸不良反应,多为轻症,但也有较严重的情况,应引起注意。诱发晕灸的原因很多,比如体质虚弱,精神过于紧张、饥饿、疲劳,过敏体质(包括对艾烟过敏),心血管疾病,穴位艾灸刺激过强,体位不当,环境和气候等因素。晕灸的临床表现主要为:轻者头晕胸闷,恶心欲呕,肢体发软、发凉、摇晃不稳,或伴瞬间意识丧失;重者突然意识丧失,昏扑在地,唇甲青紫,大汗淋漓,面色灰白,双眼上翻,二便失禁。

对于轻度晕灸,应迅速停止施灸,将患者扶至空气流通处,嘱其抬高双腿,头部放低(不用枕头),静卧片刻即可。如患者仍感不适,给予温热开水或热茶饮服。对于重度晕灸,应马上停灸,让患者平卧(如情况紧急,可令其直接卧于地板上),必要时,配合施行人工呼吸,注射强心剂及针刺水沟、涌泉等。

过敏的处理

采用艾灸疗法,有时可以诱使机体出现程度不等的过敏反应。虽然预后一般良好,但有时也可出现较重的症候,应引起足够的重视。

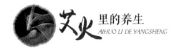

导致过敏反应的主要原因是患者本身为过敏体质。

过敏反应临床表现以过敏性皮疹最为常见:局限性(穴位周围区域)的红色小疹,或全身性的风团样丘疹,浑身发热,瘙痒难忍;重者可伴有胸闷、呼吸困难,甚至面色苍白,大汗淋漓,脉象细微。

对于有局部或全身过敏性皮疹者,一般于停止艾灸后几天内皮疹就会自然消退。在此期间宜应用抗组胺、维生素 C 等药物,多饮水。如患者兼有发热、奇痒、口干、烦躁不安等症状时,可去正规医院咨询、处理。

艾灸时的注意事项

艾灸时注意以下十条事项,不但可以防止产生不良反应,而且有利于提高艾灸施治效果。

（1）施灸的先后顺序:先阳后阴,先上后下,先少后多,先小后大,这是施灸的一般规律;

（2）施灸应在通风环境中进行;

（3）面部穴位、乳头、大血管处均不宜用直接灸,以免烫伤形成

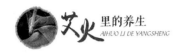

瘢痕；

(4)一般空腹、过饱、极度疲劳和对灸法恐惧者,应慎施灸；

(5)体质弱者,灸治时艾炷不宜过大,刺激量不可过强；

(6)灸后禁洗浴,避风寒；

(7)灸后饮食宜清淡,适当增加营养；

(8)灸后如出现口干咽燥、面红目赤、口渴烦躁、血压升高、小便黄赤、大便干燥等上火表现,应暂时停止施灸；

(9)灸后注意补充液体；

(10)灸后应保证休息。

03

养生保健灸

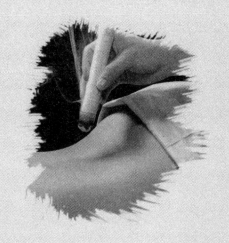

十大保健穴

 关元

【定位】在下腹部,脐中直下 3 寸,前正中线上。

【适应证】主治前阴部、妇科病症,常用于疝气、少腹疼痛,小便闭、小便数、遗精、阳痿,月经不调、痛经、经闭、崩漏、带下、子宫脱垂、恶露不尽等,泄泻,虚劳诸疾。

关元是人体重要补穴之一，古有"春灸气海，秋灸关元，口生津液"的养生之法。纵观古往今来历代医学典籍记载独灸关元一穴，实在是好处多多：补元益气，温肾健脾，补肾固脱，回阳救逆，

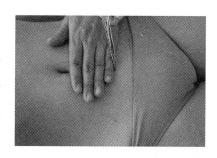

关元

温中散寒，理气止痛，补肾纳气，温阳利水，补血调经，温暖下元，补虚泻实，延年保健……尤其人到中年，精力逐渐衰退，人体顺应自然规律由盛转衰，健身延年应"防"字当头，防诸般虚损为当务之急。对于疲乏劳累、精神不振、咳喘气短、失眠健忘、腰膝酸软、力不从心这些困扰着中年人的烦恼问题，其实可以自己灸一灸关元，每天灸 3～5 壮或灸 10～20 分钟，使丹田常暖，是长生的捷径。

神阙（肚脐）

【定位】在脐区，脐中央。

【适应证】主治腹部、水液病症，常用于脐腹痛、腹胀、肠鸣、泄泻，水肿、小便不利，中风脱证等。

明代张景岳在《类经图翼》一书中提到：

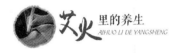

在神阙行隔盐灸,若灸至三五百壮,不唯愈疾,亦且延年。

神阙穴透热、扩热、传热的作用突出,常灸肚脐,特别是使用隔盐灸法,可使人胃气盛,阳气足,精血充,从而增强身体抵抗力,病邪难犯,达到防病保健之功。神阙穴临床上是禁针的,而艾灸神阙却备

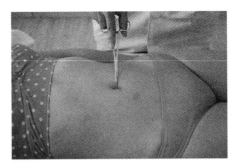

神阙

受推崇。神阙穴具有双重调节作用,当阳气暴脱时,重灸神阙,火力峻猛,其功效为峻补回阳固脱;而阴寒凝结的腹痛,用缓灸神阙法亦能达到逐寒外出的功效。这是同一穴位用不同灸法产生的不同补泻作用。

祖国医学认为,以神阙为中心的腹部不仅存在着一个已知的与全身气血运行相关的系统,而且还存在着一个尚不为人知的全身高级调控系统,对脏腑及全身起着良好的调节作用。这些作用还有待我们去探索。

足三里

【定位】在小腿外侧,犊鼻下3寸,犊鼻与解溪连线上。胫骨前嵴

外1横指处。在胫骨前肌上取穴。

【适应证】强壮保健常用穴。该穴位主治胃、脾、肠病症,用于胃脘痛、呕吐、噎膈、腹胀、腹痛、肠鸣、泄泻、便秘,以及发热、乳痈、癫狂、脚肿痛、膝肿痛,并常用于保健灸及虚劳诸症。

足三里穴"能除心腹胀,善治胃中寒,肠鸣并泄泻"。足三里是胃经的合穴,善治肠胃疾病,实验证明刺激足三里能够调节肠胃的蠕动,所以对于各种常见的消化系统

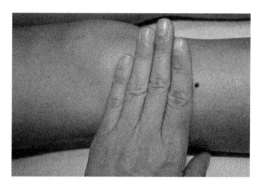

足三里

疾病均有很好的疗效。但是,足三里的作用可不止这些,《千金翼方》说:

一切病皆灸三里三壮。

《外台秘要》也说:

凡人年三十以上,若不灸足三里,令人气上眼暗。

这里实际上已明确提到灸足三里的健身强体、预防保健作用了。因为灸疗可温阳补虚,所以灸足三里穴,可使胃气常盛;而胃为水谷之海,荣卫之所出,五脏六腑皆受其气,胃气常盛,则气血充盈,从而加强

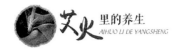
了身体抵抗力,病邪难侵。此外"补必兼温",艾灸足三里穴能够提振人体阳气,所以男子尤其宜灸足三里。每年的秋分时节是灸足三里的绝佳时机,此时施灸可以顺应自然规律,取得事半功倍的效果,千万不要错过。

三阴交

【定位】在小腿内侧,内踝尖上 3 寸,胫骨内侧缘后际。

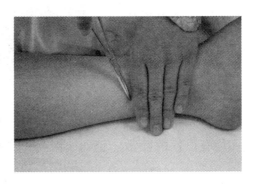

三阴交

【适应证】主治妇科病、脾胃病症。该穴位常用于月经不调、带下、子宫脱垂、不孕、滞产、腹胀、肠鸣、泄泻、遗精、阳痿、遗尿、小便不利、疝气等病症的治疗。

三阴交是足三阴经在下肢的交会穴,一穴通三经,凡病在下部者皆可用。三阴交能补肝脾肾,温养充任,具有调补气血之功,经常施灸可以达到调和气血的目的。女性保健防病尤其重在调气调血,气血和则冲任调,胞宫气血足,胞脉得养,就能够纠正生殖系统功能失调,增强生殖能力。因此女子宜灸三阴交,而且可以与足三里相配穴,从里到外调畅气血,养颜护体。女性施灸的最佳时机应从月经前7天左右开始,每天灸5~7壮或20分钟,一直灸到来月经之前。

命门

【定位】在脊柱区,第2腰椎棘突下凹陷中,后正中线上。

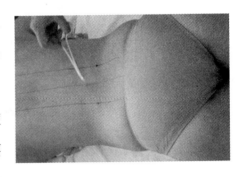

命门

【适应证】主治局部病症及妇科、男科病症,常用于腰背痛、少腹痛、下肢痿痹、赤白带下、阳痿、遗精、小便频数。

肾阳不足,命门火衰,阳气不化,元气衰惫,就需要灸命门穴。命门穴,又称为精宫,为督脉之穴,在第2腰椎之下与脐相对,祖国医学认为此处是生命的根本,是维护生命的门户,故称命门。命门是人生命力的中心,元气所居之处,人体真火之所在。以艾灸的火热之力常灸命门穴,借助艾火,鼓动命门之火,可以补肾壮阳,因此,命门为保健强壮要穴,不论男女皆可受益,尤其对于常见的腰部疾病、肾脏疾病、

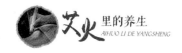

生殖系统疾病的预防和治疗都是极佳的选择。

肾俞

【定位】在脊柱区，第2腰椎棘突下，后正中线旁开1.5寸。

【适应证】主治腰部、耳部、肾脏病症，常用于耳鸣、耳聋、腰痛、足寒、遗尿、尿频、遗精、阳

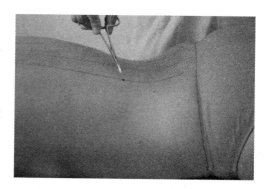

肾俞

痿、早泄、月经不调、带下、不孕、食多身瘦。

肾藏精，为先天之本。人的生长壮实有赖肾精的充沛，可是人们经常忽视对肾精的保护，不加节制地挥霍肾精，如：房劳过度、用眼过度、工作过度、损筋伤骨，这些都可导致肾虚；耳为肾窍，持续噪音侵袭，也可致肾虚耳聋。凡此种种肾虚必须要灸肾俞，而且宜灸肾俞。肾俞灸后，腰脊部发热，一方面能培补阳气，温运血行，血行则瘀化，除已成之疾；另一方面，培补肾元，健运脾胃，以防新生之瘀，从而对血液起到净化作用，防病之先兆。

风门

【定位】在脊柱区,第2胸椎棘突下,后正中线旁开1.5寸。

【适应证】主治外感病症、局部病症,常用于咳嗽、发热、头痛、鼻塞、流清涕、颈项强痛、胸背痛。

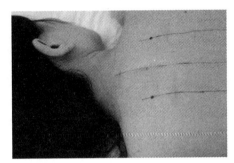

风门

风门穴属足太阳膀胱经的经穴,别名热府(又有左为风门,右为热府之说),为督脉、足太阳经交会穴。《针灸甲乙经》记载风门主要的治疗作用有:"风眩头痛,鼻不利,时嚏,清涕自出,风门主之。"因此,风门是临床祛风最常用的穴位之一。《会元针灸学》对风门的解释很清楚:

风门者,风所出入之门也。

风门穴在第2胸椎下两旁,为风邪出入的门户,主治风疾,所以叫做风门。经常灸一灸风门,是一种有效的保健灸,可以益气固表,祛风解表,泄胸中热。

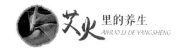
中脘

【定位】在上腹部,脐中直上4寸,前正中线上。男子为剑胸结合与脐中连线的中点处。

【适应证】主治腹部病症,常用于胃脘痛、腹痛、腹胀、腹中积聚、泄泻、便秘、纳呆、呕吐、黄疸等。

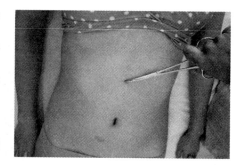

中脘

中脘为特定穴中八会穴之一——"腑会",它还是胃的募穴,任脉与手太阳、手少阳、足阳明经交会于此穴,又称为中管、太仓。李东垣《脾胃盛衰论》说:"百病皆由脾胃衰而生也",脾胃为"后天之本""气血生化之源",若脾胃虚弱,化源不足,则必然造成中焦气机不畅,营卫失调,痰湿内生,因此健康也就没有保障了。艾灸治疗各种胃病、肠道病必选中脘穴,取中脘穴符合针灸学局部取穴的理论,以中脘为主穴施灸,具有很强的补中气、理中焦、化滞和中之功。

涌泉

【定位】在足底,屈足蜷趾时足心最凹陷处。卧位或伸腿坐位,蜷足,约当足底第2、3趾蹼缘与足跟连线的前1/3与后2/3交点凹陷处。

【适应证】主治热病、心肺病症,常用于热病、心烦、舌干、咽喉肿痛、咳嗽、气短、足心热、腰脊痛、大便难、小便不利。

涌泉穴又名地冲,属于足少阴肾经,为历代医家所推崇的保健灸穴位。涌泉,外涌而出之泉水也,意指肾经之经气由此处涌出体表,故可用治肾及其经脉循行部位的病症,以及与肾相关的脏腑病症。由

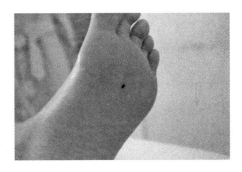

涌泉

于涌泉穴是人体位置最低的穴位,艾灸此穴可引气血下行,功擅主降,是升降要穴。涌泉穴居足底,极为敏感且反应很强,既可治疗急症,也可治疗慢性病。治急症可开窍醒神,治慢性病可滋阴补肾,平肝息风。另外,采用温和悬灸涌泉法持续30分钟,有快速降压的效果。

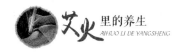
膻中

【定位】在胸部,横平第4肋间隙,前正中线上。男子为两乳头连线与前正中线的交点处。

【适应证】主治心、胸部病症,常用于胸闷、心痛、咳嗽、气喘、噎膈、呃逆、产后缺乳。

膻中最早见于《灵枢·根结》:"厥阴根于大敦,结于玉英,络于膻中。"膻中穴为任脉穴位,心包募穴,八会穴之气会。历代医家对膻中穴认识较为统一,如《灵枢·胀论》:

膻中者,心主之

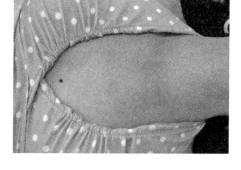

膻中

官城也。

作为保健灸的重要穴位,膻中穴的作用有宽胸理气,活血止痛,除痹通络,止咳平喘,生津增液,能发挥这些作用主要是因为膻中穴为理气的要穴。《医经原旨》指出:"膻中亦名上气海,为宗气所积之处。"膻中穴为气会,且穴位近于胸部,擅长理气宽胸,故为治疗呼吸系统病症的常用穴。艾灸膻中穴使经络通利，气血调和，气机调畅。

《行针指要歌》说：

> 或针气,膻中一穴分明记。

可见膻中穴调气、理气的功效特别强。现代研究亦表明,刺激该穴可通过调节神经功能,松弛平滑肌,扩张冠状血管及消化道内腔径等作用,达到有效治疗各类气病的目的。

消除疲劳灸

现代社会竞争激烈,肩负事业和家庭双重压力的中青年人,其健康状况令人担忧。有很多人经常会感到持续性的疲劳或疲劳感反复发作,出现如低热、头痛、紧张、抑郁、焦虑、失眠、多梦、早醒、咽喉痛、肌痛、肩背腰部不舒服、关节酸痛、注意力不集中、胸部紧缩、兴趣淡漠、性功能减退等全身疲劳的相关表现,经休息后也无明显改善。现代医学把这种持续半年以上的症候群称为慢性疲劳综合征,中医归于

"虚劳"病范畴。

灸法源流

　　祖国医学认为疲劳是一种虚证,是一种多脏器、多系统功能失调的疾病,其病因可归结为劳逸失宜、情志失畅、饮食失节、起居失常等,其根本病机为气机失调、气血不足、脏腑功能衰退,尤其是肝脾肾不足在慢性疲劳综合征的发生、发展中起着重要作用。在《素问》中有这样的论述:"肝受血而能视,足受血而能步,掌受血而能摄。肝气虚,筋不能动。""脾病者身重。""脾气虚则四肢不用。"《灵枢》中记载:"髓海不足,则脑转耳鸣,胫酸眩冒,目无所见,懈怠安卧"。可见,疲劳的产生是多个脏腑功能低下的综合外在体现,本质在于"内虚"。所以,《扁鹊心书》认为:

　　虚劳类疾病必用火灸,方可回生。

灸法真传

<u>健脾胃,益肝肾,补气血。</u>

　　·**足三里温和灸**　将艾条点燃后,靠近足三里穴熏烤,艾条距穴

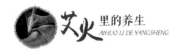
位约 3 厘米,如局部有温热舒适感觉就固定不动。每次灸 10～15 分钟,灸至局部稍有红晕为度,每日施灸 1 次。

·**隔盐灸神阙(肚脐)** 患者仰卧,暴露脐部。取纯净干燥的食盐(以青盐为佳)适量,可炒至温热,纳入脐中,使与脐平,然后将艾绒做成底面直径 2 厘米、高 1.5～2 厘米的圆锥状艾炷(大约重 1 克),点燃施灸,至患者稍感烫热,易炷再灸。每次灸 5 壮,每日 1 次,每次大约 20 分钟。

·**三阴交温和灸** 将艾条点燃后,靠近足内踝上 3 寸的三阴交穴熏烤,艾条距穴位约 3 厘米,如局部有温热舒适感觉就固定不动,每次灸10～15 分钟,灸至局部稍有红晕为度,每日施灸 1 次。

灸法新义

灸法扶正固本的作用一直为历代医家重视,消除疲劳和促进体力恢复的主要手段是以补法为主,即"虚则补之"。艾灸作为一种行之有效的防病保健方法,具有引导气血,温通经络,促进人体机能旺盛的作用。艾条燃烧时热力温和,能穿透皮肤,直达深部,使人感觉舒适,起到放松和缓和情绪的作用。

足三里是足阳明胃经合穴,具有理脾胃、调营血、补虚损的作用。

隔盐灸神阙,可壮元调气,温肾固本,补气回阳。三阴交属足太阴脾经,又是足的三条阴经——肝经、脾经、肾经的交会穴,是调节人体脏腑功能的要穴。三个穴位均是补益人体气血阴阳的要穴,人体气血充沛则疲劳易去,精力旺盛。

现代医学证明,体内自由基的连锁反应是引发疲劳的重要因素,而消除体内自由基、降低脂质过氧化水平是促进疲劳恢复的重要途径,而艾灸具有清除氧自由基、抗脂质过氧化的作用,通过增强机体免疫能力来消除运动性疲劳,通过清除乳酸促进疲劳的恢复。

未病先防,是中医学最独特的理论,而艾灸具有的"简、便、廉、验"的特点,在这一方面更具优势。艾灸疗法简便易操作,适合生活节奏快的现代人方便、安全地使用,在防治现代社会的身心疾病中发挥着重要作用。

灸法调护

(1)生活起居要有规律,尽量避免熬夜。

(2)积极参加户外健身运动,使体育锻炼常态化。

(3)主动乐观地释放压力,减少不良情绪的积累。

(4)科学膳食,既保证营养充足,又避免营养失衡。

养颜美容灸

　　美丽的容颜既是人类美好的追求，也是人体健康的外在表现，还是每个人高生活品质的重要组成部分。随着物质文明、生活水平、文化艺术进入全面发展时期，人民群众对美容的需求进入到一个新阶段，从"涂脂擦粉"的外表美，转向要求自然美、健康美。中医治病养生，不仅治愈内在的疾病，而且可以恢复人体健康的自然美。

灸法源流

中医美容是在中医基础理论指导下,对机体进行调理美化,以达到美容目的的医学方法。《内经》说:

有诸内必形诸外。

机体内在机能的变化,必然影响外在形体肌肤,外在形神的改变,不仅是内在脏腑器官功能变化的一部分,也是脏腑气血虚衰的外在反映。《四诊抉微》说:"夫气由脏发,色随气华。"因此,脏腑气血虚衰,经络不充,皮毛无以荣养,必然枯槁、黯淡,呈现一派衰老之象,从而影响美容。艾灸美容就是要使经络通畅,脏腑平和,气血充足,阴平阳密。所以《圣济总录》概括中医美容的基本原则为:

驻颜色,当以益气血为先。

灸法真传

养气血,通经络,解瘀毒。

·**足三里温和灸** 将艾条点燃后,靠近足三里穴进行熏烤,艾条距穴位约 3 厘米,如局部有温热舒适感觉就固定不动,每次灸 10～15分钟,以灸至局部稍有红晕为度,每日施灸 1 次。

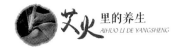

·**三阴交温和灸** 将艾条点燃后,靠近足内踝上3寸的三阴交穴进行熏烤,艾条距穴位约3厘米,如局部有温热舒适感觉就固定不动,每次灸10～15分钟,以灸至局部稍有红晕为度,每日施灸1次。

·**合谷雀啄灸** 将清艾条点燃悬灸合谷穴,距穴位2～3厘米,往复做雀啄灸,直至局部皮肤温热、潮红为度,每次灸10～15分钟,每日灸1次。

太冲雀啄灸将清艾条点燃悬灸太冲穴,距穴位2～3厘米,往复做雀啄灸,直至局部皮肤温热、潮红为度,每次施灸10～15分钟,每日灸1次。

灸法新义

皮肤的损伤和衰老涉及多种形态与代谢活动的改变。例如随着年龄增长,皮肤中胶原合成以及胶原翻译后加工有关的酶减少,胶原的流失随老化而增加。同时,皮肤的血液供应随年龄增加而减少,因而皮肤变得干瘪粗糙,表皮与真皮的连接变薄,而导致对机械力的抵抗性减弱。由于内在生理功能的改变,加上外在因素,如气候、饮食、情绪及疾病等因素的协同影响,首先作用于体表皮肤,导致损美性改变和皮肤老化的发生。经络穴位位于体表,行气血,润肌肤,美颜色,利用艾绒燃烧后发出的热效应,温阳散寒,疏通经脉,行气活血,内调脏腑,外荣肌肤,既注意局部又重视整体,达到平衡。

灸法调护

（1）内在健康美为本,外在修饰美为辅,不可本末倒置,甚至舍本逐末。

（2）保持积极乐观向上的心态,加强营养补充和必要的锻炼。

（3）戒除烟酒、熬夜等不良嗜好。

减肥降脂灸

　　随着人们物质生活水平的不断提高,健康成为人们的第一需要,作为健康杀手的肥胖引起了人们的注意。肥胖病是指体内脂肪细胞数目增多或体积增大,脂肪(主要是甘油三酯)堆积过多,使体重超过标准体重的20%以上的病理状态。随着人类生活水平的提高,肥胖已成为全球越来越普遍的现象,无论是发达国家还是发展中国家都面临这个严峻的问题,肥胖已成为危害人类健康的疾病之一。由于肥胖造成大量脂肪的积累,机体负担加重,耗氧量较正常增加,并发高脂血症、高血压、冠心病、糖尿病、脂肪性肝硬化、多囊卵泡综合征等疾病。

灸法源流

祖国医学认为,肥胖者有三个特点:①身形肥胖;②多脂,皮厚;③血液较常人有所改变,血液黏稠,运行缓慢。这与现代医学的观点有许多相似之处。后世汪昂有"肥人多痰而经阻,气不运也"之说,陈修园亦云:"大抵禀素之盛,从无所苦,惟是湿痰颇多。"肥胖病的直接原因虽为"饮食不节,入多于出",导致脂肪在体内堆积,但其内在原因是脾、胃、肾三脏功能失调所致。内伤久病,脾、胃、肾功能失调,痰浊内生,或又外感湿邪,致痰湿之邪蓄积体内而致肥胖。

中医治疗肥胖多从益气健脾、化痰燥湿着手,又因脾病及肾,所以治疗肥胖多采用脾肾同治的方法。通过选用相应的穴位进行灸疗,逆转脾胃功能的异常,从而产生化脂降浊之功效,达到减肥的目的。"病痰饮者,当以温药和之",灸法是借灸火的热力给人体以温热性刺激,通过经络腧穴的作用,达到治病、防病目的的一种方法。"火能胜湿",艾灸功效有独到之处,虚寒者能补,郁结者能散,其可散风寒、通经络、扶阳气、固气脱、消瘀块、散结滞,适用于慢性病的调理,可对肥胖症患

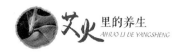

者紊乱的生理功能进行综合调理,标本同治,从根本上改善患者体质,达到健脾化湿、清热和胃、调和冲任、滋补肝肾的目的。

灸法真传

健脾胃,化痰湿,消积脂。

· **中脘灸盒灸** 将灸条分成 3 ~ 5 厘米的小段,点燃后放入灸盒,置于腹部脐上 4 寸中脘穴处,每次灸 10 ~ 15 分钟,以灸至局部稍有红晕为度,隔日施灸 1 次。

· **天枢灸盒灸** 将灸条分成 3 ~ 5 厘米的小段,点燃后放入灸盒,置于腹部肚脐旁天枢穴处,左右各一穴,每次灸 10 ~ 15 分钟,以灸至局部稍有红晕为度,隔日施灸 1 次。

· **足三里温和灸** 将艾条点燃后,靠近足三里穴进行熏烤,艾条距穴位约 3 厘米,如局部有温热舒适感觉就固定不动,每次灸 10 ~ 15 分钟,以灸至局部稍有红晕为度,隔日施灸 1 次。

· **丰隆温和灸** 将艾条点燃后,靠近小腿肚丰隆穴处进行熏烤,艾条距穴位约 3 厘米,如局部有温热舒适感觉就固定不动,每次灸 10 ~ 15 分钟,以灸至局部稍有红晕为度,隔日施灸 1 次。

灸法新义

现代医学认为,肥胖主要由于摄入多、消耗少,导致脂肪堆积。除此之外,遗传因素、年龄乃至性别也与肥胖相关。运用中医理论和经络原理,采用艾灸刺激穴位,疏通经络,整体调节人体体脂失衡,其作用机制主要有二:①抑制过亢的食欲,减少热量的摄入;②通过神经内分泌功能的调整作用,促进体脂的动员与分解,最终实现减肥效应。艾灸调动机体的内在因素,消除引起肥胖的病因,使机体恢复到正常的生理状态,同时强身健体,促进人体新陈代谢,从而达到减肥瘦身的目的。艾灸减脂具有作用显著、疗效持久、很少反弹、无痛、无毒性作用、简便价廉等特点,深受广大减肥者的欢迎。

灸法调护

(1)合理膳食,减肥期间忌食含糖量高的水果及油煎炸的食物。

(2)加强体育锻炼,改正不良习惯。

(3)严重的高血压、糖尿病、心脏病患者禁用艾灸减肥;月经期及感冒时,应暂时停止施灸。

(4)达到预期目标后继续灸疗5~7次,以防反弹。

强心健脑灸

人体随年龄的增长,在形态结构和功能上会表现出进行性、衰退性变化,特别是大脑思维功能下降较为明显,记忆力逐渐下降,反应速度也随之下降。比如:随做随忘、丢三落四;词不达意、唠叨,对一件事总是喋喋不休;健忘,多疑猜忌;情感冷漠,对什么事都不感兴趣;计算力下降等。

灸法源流

祖国医学认为,脑部为髓海,乃元神之府,是神气的本源,脏腑经络活动的主宰。《素问·五藏生成篇》说:"诸髓者,皆属于脑。"因此,肾精充足,髓海得养,脑发育健全,则思维敏捷,精力充沛;反之,肾精不足,髓海空虚,脑失所养,则健忘,反应迟钝。因此,脑为精神意识思维活动的枢纽。脑主精神意识的功能正常,则精神饱满,思维敏捷,记忆力强,语言清晰,情志正常;否则,便会出现精神思维及情志方面的异常。自古中医保健重视补髓填精,关元穴属任脉,位于下腹部,是人身原气所居之处。原气者,五脏六腑之根,十二经络之根本。百会穴与脑密切相关,是调节大脑功能的要穴,百脉之会,贯穿全身。头为诸阳之会,百脉之宗,而百会穴则为各经脉气会聚之处。穴性属阳,又于阳中寓阴,故能通达阴阳脉络,连贯周身经穴,对于调节机体的阴阳平衡起着重要的作用。悬钟为髓会,益精填髓。

灸法真传

补精血,充脑髓。

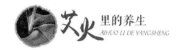

·**百会回旋灸** 将艾条的一端点燃,对准百会穴,距离皮肤 2～3 厘米处进行熏烤,使患者局部有温热感而无灼痛为宜,一般灸 10～15 分钟,至皮肤红润为度,隔日 1 次。注意避免烧伤头发。

·**关元隔姜灸** 取 0.2～0.4 厘米厚的鲜姜一块,用针穿刺数孔,盖于关元穴上,然后把中或大艾炷置于姜片上点燃施灸。每次 3～5 壮,隔日 1 次。

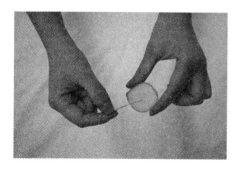

姜片上刺孔

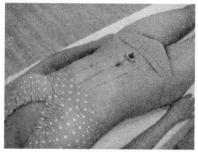

关元隔姜灸

·**悬钟回旋灸** 将艾条的一端点燃,对准外踝上 3 寸的悬钟穴,距离皮肤 2～3 厘米处进行熏烤,使患者局部有温热感而无灼痛为宜,一般灸 10～15 分钟,至皮肤红润为度,隔日 1 次。

灸法新义

现代医学观察表明,自由基在疾病及衰老中起着重要的作用,体内自由基的含量随着年龄增长而积累,体内清除自由基的各种酶(如SOD),随着年龄增长而衰减。体内自由基产生过多,或自由基清除剂含量和活性降低以及免疫功能的减退,均可使机体机能特别是脑功能降低。同时,微循环障碍、脑供血减少加快了脑部的退化衰老。艾灸疗法是一种建立在整体反应和自我调节基础上的自然疗法,它通过对机体本身固有功能的调整,而达到治疗的目的。艾灸不仅可以显著降低血清中的自由基,从而提高人体的免疫功能来达到抗衰老的目的,而且明显改善脑部状态,调节血清超氧化物歧化酶、血红蛋白、胆固醇、甘油三酯、免疫球蛋白等参数,从根本上抑制或减缓脑功能的减退。

灸法调护

(1)注意智力训练,勤于动脑,以延缓大脑老化,常做用脑且有趣的事,可保持头脑灵敏。

(2)起居饮食规律,加强体育锻炼,防止脑供血不足。

(3)加强精神调养,保持良好的人际关系。

黑发防脱灸

不健康的头发，如脱发，头发花白、分叉等，虽然不痛不痒，不会给人的身体带来任何不适感，但却因为影响了外在形象而给人带来巨大的心理压力，从而严重影响人们的生活质量。因此，美丽的秀发对每个人来说都很重要。其实，一定程度上的头发退化是一种正常现象，用脑过度或者睡眠不佳的年轻人以及身体机能衰退的老年人，在洗发或者梳头时往往会有少数头发掉下，并有发质、发色的改变，这都不值得过分注意。但是如果这些现象经常发生，甚至有逐渐加重的趋势，这时就真的要引起重视了。用艾灸乌发防脱是你重新找回自信的好办法。

灸法源流

"发为血之余"，头发的正常生理功能有赖于充足的气血滋养。祖国医学认为与头发关系最密切的主要是肾、肝、肺三脏。肾藏五脏六腑之精华，肾虚则精血不足，精血不足则导致头发缺少营养供应。肝肾两虚，气血不足，人体精微物质缺乏且运送精微物质的动力不足，位于人体最高处的头部自然难以得到滋养。少了能量的灌溉，头发的生长就会受到影响，长此以往，头发发生枯萎和凋零也就是情理之中的事了。有句成语叫作"皮之不存，毛将焉附"，作为皮肤附属物的头发，它的生长状况与皮肤有着密切相连的关系，而肺主皮毛，肺损则皮毛先绝。此外，"肝郁气滞"，精神层面的影响也不容忽视。情绪上的问题往往会影响整个身体的气机运行，而人体的气血精微要想供应全身，就得依靠气的运行。所以，当气机运行出现问题，精微物质的供应发生阻碍时，头发的问题就有可能出现了。现代生活压力越来越大，人们的焦虑烦恼越来越多，因此头发不健康的概率也越来越大。用艾

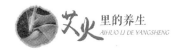

灸护发防脱,就要针对疾病的根本,调补肝肾,理顺肺气,滋养发根。

灸法真传

补肝肾,益精血,固肺气。

·**头部回旋灸** 在头部发质退化处用切成薄片的鲜姜涂擦头皮、发根,使头皮部发热。然后用点燃的艾条在头部患处作回旋灸,每次大约 20 分钟,重点灸百会、头维、通天等穴。

·**肺俞隔姜灸** 取 0.2~0.4 厘米厚的鲜姜一块,用针穿刺数孔,盖于后背肺俞穴上,然后把中或大艾炷置于姜片上点燃施灸。每次 3~5 壮,以灸至局部温热舒适,灸处稍有红晕为度。

·**膈俞隔姜灸** 取 0.2~0.4 厘米厚的鲜姜一块,用针穿刺数孔,盖于后背膈俞穴上,然后把中或大艾炷置于姜片上点燃施灸。每次 3~5 壮,以灸至局部温热舒适,灸处稍有红晕为度。

·**肾俞隔姜灸** 取 0.2~0.4 厘米厚的鲜姜一块,用针穿刺数孔,盖于腰部肾俞穴上,然后把中或大艾炷置于姜片上点燃施灸。每次 3~5 壮,以灸至局部温热舒适,灸处稍有红晕为度。

灸法新义

头为诸阳之会,百会为手足阳经、肝经与督脉交会穴,可以升提气血,疏经散风,镇静安神;背部肺俞、膈俞和肾俞,直通脏腑,肺肾气血双补,养血行血,沿经脉直上头顶。现代医学证明,艾灸的热效应能够营养头皮神经,改善头皮发根处的微循环,促进毛囊供血,有利于毛发的新陈代谢和色素的分布,利于头发新生,能较快地促进毛发生长。同时,艾灸还能够缓解脑部的紧张和压力,有利于睡眠,促进头发的养护和再生。

灸法调护

(1)生活作息一定要规律,避免熬夜、长时间玩电脑等不良习惯。

(2)少食油腻和刺激性食物,戒烟酒。

(3)保持良好心态,处理好人际关系,加强体育锻炼。

(4)勤梳头,经常按摩头皮,有助于护发固发。

聪耳明目灸

耳聪目明是人体生命力旺盛的外在体现,当人体处于亚健康或疾病状态下,视觉和听觉往往会出现异常。比如,当人体处于疲劳、虚弱、病态、紧张或压力的状态下,会产生视物不清、听力下降、异常的视觉和听觉,严重者甚至会出现失聪、失明。另外,不仅是外界条件或疾病因素会造成耳不聪、目不明,随着年龄的增长,人体机能的衰退也是造成视力和听力下降的因素。《扁鹊心书》云:

年四十阳气衰而起居乏,五十体重耳目不聪明矣,六十阳气大衰,阴痿,九窍不利,上实下虚,涕泣皆出矣。

为了防止听力和视力的下降,减缓衰老的进程,积极加以防治是保证高品质生活的需要。

灸法源流

著名医家王焘在《外台秘要》中载:

凡人年三十以上,若不灸三里,令人气上眼暗,所以三里下气也。

就是说30岁以上的人,阳气逐渐衰弱,灸足三里可补气壮阳,不然会出现气短、两眼昏花等衰老现象。祖国医学认为"气"是维持人体正常生理机能的原动力,"血"是机体维持功能活动的物质基础,经常顾护气血,自然耳聪目明。

《绳墨》曰:

肾气充盛则耳聪,肾气虚败则耳聋,肾气不足则耳鸣。

《内经》说:

肝受血则能视。

所以,眼睛和耳朵的功能在于肝肾气血的充盈。《扁鹊心书》明确指出:

夫人之真气,乃一身之主宰,真气壮则人强,真气虚则人病,真气脱则人死,保命之法,艾灼第一。

灸法真传

补肝肾,润眼睛,聪耳窍。

·涌泉雀啄灸 将艾条的一端点燃,对准足心涌泉穴,距离皮肤2~3厘米处进行一上一下地熏烤,使患者局部有温热感而无灼痛为宜,一般灸10~15分钟,至皮肤红润为度,隔日1次。

·足三里温和灸 将艾条的一端点燃,对准足三里穴,距离皮肤2~3厘米处进行熏烤,使患者局部有温热感而无灼痛为宜,一般灸10~15分钟,至皮肤红润为度,隔日1次。

·听会雀啄灸 将艾条的一端点燃,对准耳前听会穴,距离皮肤2~3厘米处进行一上一下地熏烤,使患者局部有温热感而无灼痛为宜,一般灸10~15分钟,至皮肤红润为度,隔日1次。

·睛明雀啄灸 患者戴眼罩。将艾条的一端点燃,对准睛明穴,距离皮肤2~3厘米处进行一上一下地熏烤,使患者局部有温热感而无灼痛为宜,一般灸10~15分钟,至皮肤红润为度,隔日1次。避免灼伤眼睛。

灸法新义

涌泉又名地冲,为足少阴肾经井穴,有宁神开窍,补肾益精,疏调肝气之作用。足三里为足阳明胃经之合穴,有补益脾胃,调和气血,扶正培元,祛邪防病之功效。二穴是保健灸的要穴,能很好地调补肝肾,补气养血。辅以局部听会和睛明,能够明目开窍,舒经通络。现代研究为灸疗法提供了佐证。灸疗实质是一种温热刺激的结果,通过刺激皮肤感受器,激发调整神经系统的机能。艾燃烧时产生一种十分有效并适宜于机体的红外线,其辐射能谱在 0.8 ~ 5.6 微米,这表明燃烧艾时的辐射能谱不仅具有热辐射——远红外辐射,而且还具有光辐射——近红外辐射,近红外线较远红外线波长短,能量强,可直接渗透到深层组织,穿透机体的深度可达 10 毫米左右,并通过毛细血管网传到更广泛的部位,而为人体所吸收。正是这种穿透力极强的热效应,能够直接改善内耳和眼底微循环,达到防止视觉和听觉下降或异常的目的。

灸法调护

(1)注意用眼和用耳卫生,尽量避免长时间看电脑或听随身听。

(2)经常按摩眼周和耳郭能有效防止耳疲劳和眼部疲劳。

(3)避免过度的性生活。

延年益寿灸

健康长寿是每个人的愿望，但在当代纷繁的社会中求得长寿并不容易，借助中医灸火，实在是现代人延年益寿、强身健体的秘诀。

灸法源流

灸法用于保健、抗衰老，古已有之，几千年来积累了宝贵的经验。

中医学认为"人能顺天之五行六气者,可尽天年一百二十岁矣",也就是说只要我们保健得法,是可以寿至天年的,即可以活到120岁,这与现代医学研究不谋而合。那么如

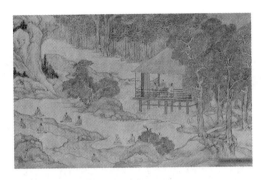

文徵明《兰亭修禊图》(现藏故宫博物院)

何才能"尽天年而去"呢?我们的先人给出了很好的长生之法,就是经常灸一灸抗衰老的穴位。《扁鹊心书》中提到:

> 人于无病时,常灸关元、气海、命门、中脘……虽未得长
> 生,亦可保百余年寿矣。

书中还告诉了我们具体的养生方法:

> 人至三十,可三年一灸脐下三百壮;五十可二年一灸脐
> 下三百壮;六十可一年一灸脐下三百壮。

灸法真传

壮肾阳,健脾胃,益肺气。

·**关元隔姜灸** 取0.2~0.4厘米厚的鲜姜一块,用针穿刺数孔,盖于关元穴上,然后把中或大艾炷置于姜片上点燃施灸。每次3~5壮,隔日1次,每月灸10次,最好每晚9时灸。每次以灸至局部温热舒

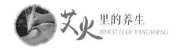
适,灸处稍有红晕为度。

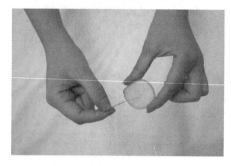

姜片上刺孔

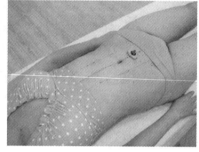

关元隔姜灸

·**足三里温和灸**　将艾条点燃后,靠近足三里穴进行熏烤,艾条距穴位约3厘米,如局部有温热舒适感觉就固定不动,每次灸10~15分钟,以灸至局部稍有红晕为度,隔日施灸1次,每月灸10次。

·**膏肓灸盒灸**　膏肓穴在脊柱区,第4胸椎棘突下,后正中线旁开3寸,主治虚劳及肺部病症。艾灸时将灸条分成3~5厘米的小段,点燃后放入灸盒,置于后背膏肓处,每次灸10~15分钟,以灸至局部稍有红晕为度,隔日施灸1次,每月灸10次。

灸法新义

中老年人艾灸有什么好处呢?中老年人多阳气衰退,非常适宜艾灸,以火助阳,振奋精神,养丹田,温两肾,益精填髓,防老抗衰,祛病延年。现代医学研究表明,衰老的本质与人体细胞功能低下有关。人至中老年期,一些器官及系统会逐渐出现不同程度的功能减弱及退行性变化,而中枢神经系统功能的衰退和内分泌的失调为衰老的重要原因。艾灸可增强大脑皮层细胞的活动能力,促进细胞内各种酶的代谢,恢复平衡,纠正内分泌系统功能的紊乱,延缓内分泌腺功能的衰退。通过艾灸可消除导致疾病的不利因素,阻断衰老与疾病的恶性循环,提高对人体有益的微量元素的含量,减少体内自由基的形成。灸法通过以上这些综合作用,调整和增强各脏腑功能,提高机体免疫力,实现保健抗衰老、延年益寿的作用。

灸法调护

(1)延年益寿"功到自然成",施灸贵在坚持,不厌不弃,日久必能达到养生保健抗衰老的目的。

(2)灸后当天禁洗,避风,饮食清淡。

(3)老年人皮肤感觉减退,注意防止烫伤,若出现灸疮要防止感染,特别是糖尿病患者,疮口较难愈合,更要引起注意。

(4)老年人常患有多种疾病,如果感觉身体状况不佳,可以暂停或暂缓施灸。

女性护理灸

女性娇艳如花。保持女性独特的魅力，防止由于特殊生理周期而造成的不良影响，提高生活质量，增进家庭幸福，是每位女性追求的美好愿望。但是在社会、家庭中，女性往往承担了更多的责任和义务，而且由于女性独特的生理特点，使得她们容易遭受身心方面的伤害。一些妇科疾病、生殖系统疾病以及性功能方面的疾患随之而来，严重影响生活、工作和家庭幸福。保健灸可以改善月经、孕产、更年期不适的症状,减轻其他妇科疾患,而且能够使女性焕发独特魅力,由内而外散发自然美。

灸法源流

肾为先天之本,主生殖。肾气盛,则天癸(月经)至,来源于先天肾气的天癸作用于冲任、胞宫,促使冲、任二脉通盛和生殖之精成熟,胞宫才能开始正常的生理活动,性功能方可正常。肝藏血,主疏泄,性喜条达而恶抑郁。妇人行经、胎孕、分娩、哺乳皆以血为用,男女情意绵绵亦皆以血为用。因此,祖国医学认为女性健康体现在一个"血"字上,也就是说女性保健灸必须要调血、活血、养血,要达到这个目的离不开肝肾和冲、任二脉。

灸法真传

补肝肾,调冲任,益气血。

·**三阴交雀啄灸** 将艾条的一端点燃,对准内踝上 3 寸的三阴交穴,距离皮肤 2～3 厘米处进行一上一下地熏烤,使患者局部有温热感而无灼痛为宜,一般灸 10～15 分钟,至皮肤红润为度,隔日 1 次。

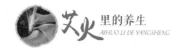

·**血海雀啄灸**　将艾条的一端点燃,对准膝关节内上的血海穴,距离皮肤 2~3 厘米处进行一上一下地熏烤,使患者局部有温热感而无灼痛为宜,一般灸 10~15 分钟,至皮肤红润为度,隔日 1 次。

·**神阙隔姜灸**　取 0.2~0.4 厘米厚的鲜姜一块,用针穿刺数孔,盖于肚脐神阙穴上,然后把中或大艾炷置于姜片上点燃施灸。每次 3~5壮,隔日 1 次。

灸法新义

神阙(肚脐)为任脉循行之处,五脏六腑之根本,人体元气归藏之所。脐为经络之总枢,经络之汇海,通过冲、任、督、带可与全身百脉相通,并总司诸经百脉,联系五脏六腑。所以,艾灸刺激神阙可调整经络脏腑的功能及全身气血、阴阳的平衡。现代研究亦发现肚脐具有皮肤菲薄、敏感度高、含有大量微血管、渗透性强、吸收快等特点,是人体最敏感、最有利于药物吸收和物理因子作用的部位。因此,神阙是保健护理要穴。三阴交为足三阴经交会穴,可调节肝、肾、脾三脏,为妇科病常用要穴。血海可以生血养血,为调血的要穴。

灸法调护

（1）女性调护，心理的调适应放在首位。

（2）女性各生理期都应该注意卫生护理。

（3）动静结合，锻炼和休息有机结合。

男性强壮灸

　　强壮的体魄,伟岸的身材,雄赳赳的气度都是男性美的特征,是男性追求的健康体态。但是,环境污染、酗酒、过度吸烟、事业家庭压力、滥用药物等因素,均可造成男性机能的下降,而且,近年来危害程度呈现不断上升趋势。盲目地补肾壮阳不仅难以恢复男性的自信,反而挫折了向往健康、健美的信心。因此,男人们不如返璞归真,看一看神奇的灸火,能否使你重振雄风。

灸法源流

"五劳七伤,真阳衰惫",是男性病产生的原因。祖国医学认为,肝主筋,足厥阴肝经绕阴器而行;肾藏精,主生殖,开窍于二阴;脾之经筋皆聚于阴器。宗筋作强有赖于肝、肾、脾精血之濡养。心乃君主之官,情欲萌动,阳事之举,必赖心火之先动。肝、肾、心、脾受损,气血阴阳亏虚是男性力不从心的病理机制。灸法善温补气血,能够振奋鼓舞脏腑阳气。

灸法真传

温肾阳,补气血,调情志。

·**关元隔姜灸** 取0.2~0.4厘米厚的鲜姜一块,用针穿刺数孔,盖于关元穴上,然后把中或大艾炷置于姜片上点燃施灸。每次3~5壮,隔日1次。

·**命门灸盒灸** 点燃成段的艾条放入灸盒中,对准腰部命门穴施灸,以患者感觉温热舒适,略有灼热感为度,保持局部温热持续性刺激。每次施灸30分钟。

·**三阴交雀啄灸** 将艾条的一端点燃,对准内踝上3寸的三阴交

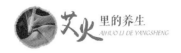
穴,距离皮肤 2~3 厘米处进行一上一下地熏烤,使患者局部有温热感而无灼痛为宜,一般灸 10~15 分钟,至皮肤红润为度,隔日 1 次。

灸法新义

三阴交为足三阴经交会穴,可调节肝、肾、脾三脏。关元为足三阴经、任脉之交会穴,小肠募穴,是强壮的要穴。命门是人生命力的中心,为元气所居之处,人体真火之所在,为人之根本。以艾灸的火热之力常灸一灸命门穴,借助艾火,鼓动命门之火,可以发挥人与生俱有的体力并加以强化,具有补肾壮阳之功,为保健强壮要穴。现代医学表明,上述穴位能调节促性腺激素水平,可使睾丸激素分泌加强,通过调整机体的下丘脑－垂体－肾上腺轴、下丘脑－垂体－性腺轴的功能而起到治疗的作用。

灸法调护

(1)保持健康的生活方式,戒除不良嗜好。

(2)性生活要和谐、适度。

(3)保持健康的精神生活,调畅情志。

(4)药补不如食补,食补不如锻炼。

三伏灸，三九灸

三伏灸和三九灸又称为"三伏贴"和"三九贴"，现在广泛应用于临床防病治病，深受广大人民的喜爱。

三伏灸、三九灸是我国传统医学中最具特色的预防保健疗法，与现代预防医学有异曲同工之处。祖国医学早在两千年前就提倡"不治已病治未病"，是世界上最早出现的预防医学。"冬病夏治"是中医的传统治疗方法，运用反向思维，即在夏天治疗冬天易患、易发作的疾

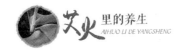
病。根据中医理论,夏季万物生长繁茂,阳气盛,阳气在表,夏季养生宜以养阳为主,此时毛孔开泄,运用针刺、艾灸、敷贴等方法,可使腠理宣通,驱散体内风、寒、湿邪,是内病外治、治病求本的独特方法。三伏灸和三九灸就是其中最具代表性的方法。

三伏灸疗法是利用全年中阳气最旺盛的三伏天,人体内阳气也相对充沛的时机,应用具有温经散寒、补虚助阳的中药制成的药饼,通过辨证分析后,选择相应的穴位进行贴敷灸治。此时,人体腠理疏松,气血畅通,药力易于穿透肌肤,深达脏腑。三伏灸乘其势而治疗,往往可获得良好的疗效,充分体现了祖国医学天人合一的思想。

三伏灸的具体做法:每年夏季三伏期间,每伏第一天各贴药 1 次,贴于相应穴位,共灸治 3 次,可治疗和预防多种病症。三伏天指的是夏至过后第 3、4 个庚日及立秋后第 1 个庚日这段时间,此时是温煦阳气,祛散寒气的最佳时机。治疗最好选择阳气最旺盛的时候,即中午最热的时候效果最好。成人一般贴 4~6 小时,儿童贴 2~4 小时,贴药后皮肤有发热感、灼痛感,各人皮肤耐受情况不一样,但以能耐受为度。敷贴之后,一般人的局部皮肤都会有灼热和红润,如果穴位上的皮肤起疱,效果会更好(但注意防止感染),证明所贴药物已由皮肤渗入穴位经络,通过经络气血直达病处。一些慢性病如咳嗽、支气管哮喘、过敏性鼻炎、感冒、慢性颈肩腰腿痛、慢性胃炎、结肠炎等患者,如能在此时进行治疗,对于治疗和预防这些病在冬季的复发有很大的帮助。

"三九灸"又名为冷灸,即选用某些对皮肤有刺激作用的药物敷贴于人体的穴位,利用药物的刺激作用,引起穴位局部皮肤的充血,甚至起疱,通过经络的调节作用,达到治疗疾病的目的。这种疗法源远流长,最早文字记载于南北朝(420—589)。在北宋时期,民间就广泛应用三九灸,范围涉及内、外、妇、儿各领域。明朝李时珍《本草纲目》、清初张璐《张氏医通》均较为系统地介绍了用贴敷灸治疗法治疗疟疾、哮喘等病。

冬季是各类呼吸系统疾病的好发之时,冬季的三九天是一年中最冷的时候,此时阳气敛藏,气血不畅,皮肤干燥,毛孔闭塞,在三九天行穴位贴敷疗法,能温阳益气,健脾补肾益肺,祛风散寒,起到通经活络止痛的功效。每年冬季三九天时进行三九灸可以加强和巩固三伏灸疗效。

三伏灸与三九灸相配合,夏养三伏、冬补三九,能显著提高人体免疫能力,其疗效相得益彰。贴敷疗法一般 3 年为一疗程,病程长的患者可适当延长疗程。

运用中药进行"三伏灸"和"三九灸"应注意些什么呢?

中药敷贴后 4~6 小时,有的人会有刺痒的感觉,这是药物渗透入

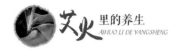

表皮后的一种自然反应；还有的人会出现红、肿、热、痛，大约只有1%～5%左右的人可能会起疱。这是由于药物被人体吸收充分、穴位敏感所造成的。皮肤起疱、反应强烈的病人疗效往往出乎意料的好。但要注意的是，为防止感染，起疱后一定不要搔破，少量小的水疱可等待其自行吸收，大水疱可用消毒针头刺破，排出液体，然后外涂5%碘伏，宜暴露，保持创面干洁，尽量避免覆盖患处。一般情况下，发疱疮很快就会痊愈，不会留下疤痕。

04

有病自己灸

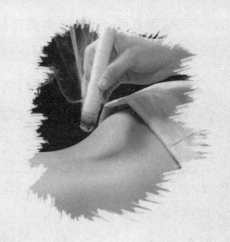

内科病症

◇ 感冒 ◇

感冒又称伤风,是风邪侵袭人体所致的常见外感疾病。临床表现以鼻塞、咳嗽、头痛、恶寒发热、全身不适为特征。全年均可发病,尤以冬春季多见。还有一类感冒在一个时期内广泛流行,称为"时行感冒",实际上是一种病毒性、流行性感冒。

感冒为人体虚弱,外邪侵犯肺卫,卫气不固导致发病。

灸治穴位
大椎,风池,合谷,膻中

灸法操作

(1)取俯伏坐位。

(2)取一支清艾条,点燃后距皮肤 2～3 厘米,在大椎、风池、合谷三穴行温和灸,每一个穴位约灸 5 分钟。

(3)取仰卧位,暴露胸部膻中穴;将上等艾绒制作成底面直径为

2厘米、高为2.5厘米锥状艾炷,放在附子饼上,置于膻中穴上点燃,待艾炷燃及一半时点燃另一炷备用,每次灸3壮,以局部皮肤出现红晕为宜。

(4)每日灸治1次,直到痊愈。

灸法大义

治疗感冒一是要恢复卫气的卫外功能,二是要驱散风寒邪气。

艾灸有着天然的温阳实卫、祛风散寒、避秽解毒的功效,及时灸之,则片刻阳气蒸腾、卫气运转,寒气立时消散。督脉主一身之阳气,温灸大椎可通阳散寒;风池为足少阳经与阳维脉的交会穴,"阳维为病苦寒热",故风池可疏散风邪;取手阳明之合谷穴以祛邪解表、清利头面;膻中穴借附子、艾叶之力益气温阳固本。

保健常识

艾灸治疗风寒感冒应越早越好。如果感冒日久,出现喉咙干痛、鼻流黄脓涕、怕热、口渴等症状时,就不宜采用艾灸疗法。

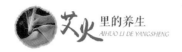

◇ 咳嗽，哮喘 ◇

咳嗽是肺系疾病的主要症状，一般声痰并见，多见于上呼吸道感染、急慢性支气管炎、支气管扩张、肺炎、肺结核等。

哮喘是一种常见的反复发作性疾患。临床以呼吸急促，喉间哮鸣，甚则张口抬肩，不能平卧为主症。一年四季均可发病，尤以寒冷季节和气候急剧变化时发病较多。哮喘多见于支气管哮喘、慢性喘息性支气管炎、肺炎、肺气肿、心源性哮喘等。

中医学认为，肺和肾共同参与人的呼吸活动，"肺主气，司呼吸""肾主纳气，为气之根"。咳喘的发生主要与肺、肾相关。

灸治穴位
天突，肺俞，列缺，关元

灸法操作

（1）先取俯卧位灸肺俞，再取仰卧位灸天突、关元、列缺。

（2）将艾绒做成底面直径 1 厘米、高 1.5～2 厘米的圆锥状艾炷，在肺俞、天突、关元穴行隔姜灸，每穴灸治 5 壮。

（3）在列缺穴用艾条行雀啄灸，每次大约 10 分钟。

(4)每日 1 次,10 次为 1 个疗程。

灸法大义

肺俞为肺气输注之处,能调畅肺气,具有清利、化痰、定喘、止咳的作用;手太阴经穴列缺宣通肺气,驱邪外出;天突为气道之关口,为治疗一切咳喘之效穴;灸关元,培根固本。

保健常识

(1)饮食有节,忌食辛辣刺激及肥甘厚味。

(2)避风寒,加强锻炼,保证休息。

(3)预防咳喘可坚持"三伏灸"和"三九灸"。

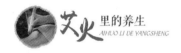

◇ 慢 性 咽 炎 ◇

慢性咽炎是由于多种病因引起的咽部黏膜、黏膜下及淋巴组织的弥漫性炎症反应,慢性咽炎属于中医"喉痹"范畴。

灸治穴位
涌泉

灸法操作

(1)取仰卧位,暴露足心涌泉穴。

(2)将清艾条点燃,对准穴位施行温和灸,以患者感觉温热舒适、不烫为度,灸治30分钟。

(3)每日1次,10次1个疗程,至症状消失为止。

灸法大义

涌泉为足少阴肾经的井穴,在人体的最下部,取其上病下治、引导上越之火循经下行之意。艾灸有温阳之效,作用于涌泉穴则有补肾助阳和引火归原两个功效。温和灸涌泉穴,热力与肾火同气相求,使上

130

越的肾火向下,退回命门,发挥其原有的温煦作用。

保健常识

(1)忌烟、酒以及进食酸辣等刺激性食物。

(2)避免咽喉过度疲劳。

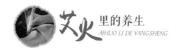

◇ 冠心病（心悸、心绞痛） ◇

心悸指患者自觉心脏跳动的不适感,伴有心律及心脏搏出量改变现象。

心绞痛是指因冠状动脉供血不足,心肌急剧的、暂时的缺血、缺氧所引起以胸痛为突出表现的综合征。典型的心绞痛为突然发作的胸骨下部后方或心前区压榨性、闷胀性或窒息性疼痛,可放射到左肩臂、左上肢前内侧及无名指和小指(沿心包经和心经)。疼痛一般持续5~15分钟,很少超过15分钟;伴有面色苍白、表情焦虑、出汗和恐惧感;多因劳累、情绪激动、饱食、受寒等因素诱发。

心悸、心绞痛是冠心病的主要临床表现。中医认为胸阳不振,心脉痹阻为实;气血阴阳亏虚,心脉失养为虚,其病理变化主要表现为本虚标实,虚实夹杂。

灸治穴位
膻中,内关,至阳

灸法操作

(1)取卧位,暴露操作部位。

（2）用 1 克艾绒做成底部直径为 20 毫米的艾炷，置于穴位上点燃，直接无疤痕灸，至患者感觉灼热而不能忍受时更换新的艾炷。每穴灸 5 壮，约 30 分钟。

（3）隔日 1 次，10 次为 1 个疗程。一般连续灸治 2 个疗程。

灸法大义

内病外治是中医的基本理论和方法。膻中穴既是八会穴，又是心包的募穴，具有理气活血，宽胸利膈的功效，艾灸膻中穴能调养气血，温补心脉，解阴乘阳位之疾；内关为心包经络穴及八脉交会穴之一，通阴维脉，擅治心胸疾病，艾灸可调理心气，活血通络；督脉属阳，统领一身之阳气，有补阳、温阳、通阳之功，灸督脉之至阳，振奋心阳，散寒化浊，温通血脉。三穴合用，由外及内，标本兼治。

保健常识

（1）防治结合，正确用药。

（2）避风寒、劳累、情绪激动，适当锻炼。

（3）持之以恒地采用艾灸疗法。

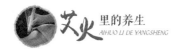
◇ 消化不良 ◇

功能性消化不良是临床上一种常见的疾病,主要表现为脘腹痞闷或胀满、嗳气、泛酸、嘈杂、恶心呕吐、困倦乏力、形体瘦弱、饮食无味或食积不下,胃肠动力学障碍是消化不良基本发病机制。

灸治穴位
中脘,神阙

灸法操作

(1)取仰卧位。

(2)在中脘和神厥穴各贴厚约2分许的生姜1片,在中心处用针穿刺数孔,上置大艾炷点燃,直到局部皮肤潮红,胃脘部无胀闷感为度。

(3)每日1次。

灸法大义

中脘为胃的募穴,灸中脘和神阙可以增强胃肠蠕动,胃肠活动加强,平滑肌张力增加,胃腔内刺激增加,使胃动素释放增加。胃动素有调节胃动力、促进胃排空、促进肠道蠕动等作用。

保健常识

(1)明确原发病,排除如肿瘤、溃疡等易造成消化不良表现的原发病。

(2)合理、科学膳食。

(3)保持乐观开朗的心态。

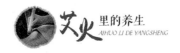
◇ 胃痛 ◇

胃痛又称胃脘痛,是以上腹胃脘反复性发作性疼痛为主的症状。常伴痞闷或胀满、嗳气、泛酸、嘈杂、恶心、呕吐等症,发病常与情志不畅、饮食不节、劳累、受寒等因素有关。胃痛多见于西医学的急慢性胃炎、消化性溃疡、胃肠神经官能症、胃黏膜脱垂等病。

灸治穴位
中脘,足三里,内关

灸法操作

(1)取仰卧位。

(2)用点燃的艾条在穴位上进行温和灸,每穴5分钟,以患者感觉温热舒适、不烫为度。

(3)每日1次,10次1个疗程,至疼痛缓解为止。

灸法大义

急则治其标,治疗胃脘痛止痛是关键。足三里乃足阳明胃经下合穴,"合治内腑",可疏调胃腑气机,和胃止痛;中脘为胃之募穴,腑之所会,可健运中州,调理气机。内关宽胸解郁,行气止痛。

保健常识

(1)平时注意饮食规律,忌食刺激性或不宜消化的食物。

(2)注意鉴别腹部外科疾病,如溃疡出血、胃穿孔、胆石症等。

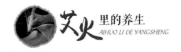

◇ 慢性腹痛 ◇

腹痛一般指胃脘以下,耻骨毛际以上部位发生的疼痛症状,可见于多种脏腑疾患。慢性腹痛临床多见于肠激惹综合征、慢性结肠炎、慢性盆腔炎、消化道溃疡、胆石症等疾病。

灸治穴位
阿是穴,中脘,关元,足三里

灸法操作

(1)取仰卧位。

(2)点燃艾条,距离皮肤 1 ~ 2 厘米行温和灸,每次 20 分钟,以局部皮肤潮红为度。

(3)每日 1 次,10 日为 1 疗程,2 个疗程中间休息 3 日。

灸法大义

以局部取穴施灸为主,远端取穴为辅。关元穴为任脉与足三阴经交会穴,有补精、益血、扶正之功,为强壮要穴;足三里既是主治腹部疾病的要穴,又是强壮穴;中脘位于腹部中部,统率中州,为腑会;止痛必用阿是穴,诸穴配用,温通经络,行气活血,能够治愈多年顽固性腹痛。

保健常识

(1)慢性腹痛不要忽视,应排除危险因素导致的腹痛。

(2)积极治疗原发病。

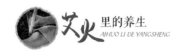

◇ 腹泻 ◇

腹泻又称"泄泻",是指排便次数增多,粪便稀薄,或泻出如水样。一年四季均可发生,但以夏秋两季多见,临床可分为急性腹泻和慢性腹泻两类。腹泻多见于西医学的急慢性肠炎、胃肠功能紊乱、过敏性肠炎、溃疡性结肠炎、肠结核等。尤其是小儿由于脾胃功能发育还不健全,容易出现小儿腹泻,影响小儿的发育。

中医学认为泄泻有五型,即脾虚、肾虚、湿寒、湿热、食积。

灸治穴位
神阙(肚脐),天枢,足三里

灸法操作

(1)取仰卧位,暴露脐部。取纯净干燥的细白盐适量,可炒至温热,纳入脐中,使与脐平。用大艾炷5壮灸肚脐,大约20分钟。

(2)用艾条温和灸天枢和足三里,每穴大约10分钟,至皮肤出现红晕发热为度。

(3)急性腹泻可每日2次,慢性腹泻每日1次,一般10次为1个疗程,直到腹泻停止。

灸法大义

张景岳说："泄泻之本,无不由于脾胃"。本病无论虚实,皆不可攻伐太过,应以扶正为主,攻邪为辅。从经络理论来看,脐与脾、胃、肾、大肠相通,为精、神、气、血往来之枢要,灸神阙穴可通过经络刺激内脏,起到温经散寒、健脾止泻的作用;天枢为大肠募穴,能调理肠胃气机。足三里健脾益胃,"肚腹三里留",是治疗肠胃疾病的效穴。

保健常识

(1)对严重失水或由恶性病变所引起的腹泻,则应采用综合性治疗。

(2)注意饮食有节。

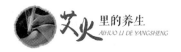

◇ 便 秘 ◇

便秘是指大便秘结不通,排便次数减少和排出干硬便,排便习惯改变,坚涩难下,常常数日一行。便秘可见于多种急慢性疾病,严重影响患者生活质量。中医认为便秘的原因多为肠道津液干涸,传导失司所致。李东垣说:"津液亏少,故大便结燥"。

灸治穴位
天枢,支沟,足三里,上巨虚

灸法操作

(1)取仰卧位,暴露施灸部位。

(2)将艾绒做成底面直径1厘米、高1.5~2厘米的圆锥状艾炷,点燃灸双侧天枢穴,各灸5壮,约20分钟。

(3)用艾条分别回旋灸支沟、足三里、上巨虚,每穴7分钟。

(4)每日1次,10次为1个疗程。

灸法大义

应用中医"合治内腑"及"俞募配穴"的理论,选用大肠经的下合穴上巨虚、足阳明胃经的下合穴足三里,配大肠经的募穴天枢,以疏通腑气;又用支沟宣通三焦气机,三焦气顺,则腑气通调,腑气通则大肠的传导功能自可复常。

保健常识

(1)保持良好排便习惯。

(2)多吃富含膳食纤维的食品,如燕麦、芹菜、玉米等。

(3)加强锻炼。

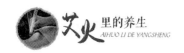
◇ 脱 肛 ◇

脱肛又称直肠脱垂,是指直肠下端脱出肛门之外,常见于老人、小儿和多产的妇女。直肠脱垂病机虚者较多,中气不足,固摄失司,气虚下陷,而致脱肛。

灸治穴位
关元

灸法操作

(1)取仰卧位,暴露施灸部位。

(2)点燃艾条放入灸盒中,对准关元穴,以患者感觉温热舒适、略有灼热感为度,保持局部温热持续性刺激。

(3)每次施灸60分钟,每日1~2次,5次为1个疗程,共治疗4个疗程。

灸法大义

关元为元阴元阳出入之要穴,无论阴虚阳虚,或阴阳失调,皆可强壮关元之真气。真气充沛,关门固摄,脱肛自然得以回纳。

保健常识

(1)养成良好排便习惯。

(2)注意保持肛门卫生。

(3)加强提肛锻炼。

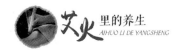

◇ 甲状腺功能亢进症 ◇

甲状腺功能亢进症,简称甲亢,是甲状腺处于持续高功能状态,合成和释放过多的甲状腺素,致机体神经、心血管等系统兴奋性增高和代谢亢进,以此为主要表现的一组内分泌疾病的总称。该病以颈部甲状腺肿大为特征,俗称"大脖子病",同时伴有凸眼、心悸、乏力、多汗、消瘦等症状,以女性多见,且多在 20～40 岁发病。

灸治穴位
大椎,肺俞,风池

灸法操作

(1)取坐位或俯卧位。

(2)将清艾条点燃,对准穴位施行温和灸,以患者感觉温热舒适、不烫为度,每穴灸治 10 分钟。

(3)隔日 1 次,10 次为 1 个疗程,施灸 2 个疗程后休息 3～5 日。

灸法大义

西医治疗本病主要采用抗甲状腺药物、放射性碘及手术治疗,虽可控制病情,但用药时间较长,不良反应较大,容易复发,且易造成甲状腺功能减退,使病情更为复杂。艾灸以背部太阳经及督脉经穴为主,督脉总督一身之阳气,太阳为"巨阳",灸之可从阳引阴,阳生阴长,扶阳济阴,调节机休阴阳平衡。甲亢属中医"瘿病"范畴,多为情志不舒、肝气郁结所引起,故选用风池穴以清泻肝胆郁滞,软坚散结。本法疗程短,见效快,不良反应小,复发率低。

保健常识

(1)生活中注意补充适量的碘。

(2)调理心情,树立信心,保持乐观态度。

(3)密切观察病情,中西医结合尽早治疗。

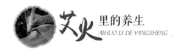
◇ 糖尿病 ◇

糖尿病是以多饮、多食、多尿、形体消瘦即"三多一少"为特征的病症。中医认为其发病原因多为五志过极,或恣情纵欲,饮食失调,致肺、脾、胃三脏阴虚燥热,热灼津液,气血瘀滞。现代医学认为主要是胰腺的微循环发生障碍,进而胰岛功能减退或丧失。一般人体的空腹血糖应该<7.0 mmol/L,超过这个标准就有可能患了糖尿病。

灸治穴位
胃脘下俞:经外奇穴,位于背部足太阳膀胱经上,在第8胸椎棘突下旁开1.5寸,左右2穴
春夏灸气海穴,秋冬灸关元穴

灸法操作

(1)先俯卧位,后仰卧位。

(2)艾条温和灸(或灸盒灸),距皮肤25毫米左右,每穴持续灸20分钟。

(3)隔日灸1次,可长期施灸。

灸法大义

《千金翼方》载:"消渴咽喉干,灸胃下俞三穴各百壮"。胃脘下俞穴主要由 T8 神经分布,支配胰腺的传入神经也主要是 T8 神经,说明胃脘下俞穴与胰腺的神经分布有着高度的对应性。艾灸胃脘下俞可以明显改善胰岛的形态功能。灸气海、关元,通调任脉,补气固本。

保健常识

(1)低糖低脂饮食。

(2)密切观察血糖,预防并发症。

(3)防治结合,中西医结合治疗。

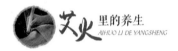

◇ 头痛 ◇

头痛是患者自觉头部疼痛的一类病症,可见于多种急慢性疾病。手、足三阳经和足厥阴肝经均上头面,督脉直接与脑府相联系,当经脉气血不通或气血不足,脑髓失养,均会造成头痛。按照头痛的部位辨证归经:前额痛为阳明头痛,侧头痛为少阳头痛,后枕痛为太阳头痛,巅顶痛为厥阴头痛。西医学的高血压、偏头痛、丛集性头痛、紧张性头痛、感染性发热、脑外伤及五官科疾病等都会表现出明显的头痛。

灸治穴位
百会,风池,合谷

灸法操作

(1)取俯伏坐位。

(2)取一支清艾条,点燃后距皮肤 2~3 厘米,在百会、风池、合谷三穴行温和灸,每一个穴位约灸 10 分钟(灸百会时注意防止灼伤头发)。

灸法大义

风池为足少阳与阳维脉的交会穴,功长祛风活血,通络止痛;百会疏通头部经络气血;合谷擅治头面,疏风止痛。上下远近相配,共奏止痛之功。

保健常识

(1)头痛原因复杂,应查明病因,特别是排除颅内占位性病变。

(2)调畅情志,忌烟酒辛辣。

(3)加强锻炼,保障睡眠。

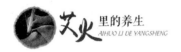
◇ 眩晕 ◇

眩晕是自觉头晕眼花、视物旋转动摇的一种症状。轻者闭目即止,重者如坐舟车,旋转不定,以致不能站立,严重者多伴有恶心呕吐、汗出等症状。

现代医学中的内耳性眩晕、脑动脉硬化、高血压、贫血、神经衰弱以及某些脑部疾患等均可表现眩晕。

灸治穴位
百会

灸法操作

(1)取俯伏位,双手放于桌面上。

(2)将清艾条点燃,对准百会穴施行温和灸,以患者感觉温热舒适、不烫为度,灸治30分钟。

(3)每日1次,10次为1个疗程,至眩晕消失为止。

灸法大义

百会穴是百脉朝会之穴,有输出输入、宣通气血的功能。百会为督脉穴,督脉通髓海,灸百会有通督醒脑之效,可疏通经络,清窍除眩。重灸百会穴有加强升阳补虚,清阳醒神之功。百会穴具有祛风潜阳,补髓益血,升清降浊,消降眩晕的多种作用,所以为治眩晕的要穴。

保健常识

(1)积极治疗原发病。

(2)少食肥腻之品。

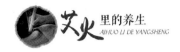

<h1 style="text-align:center">◇ 失眠 ◇</h1>

失眠是以经常不能获得正常睡眠,包括入睡困难、睡眠表浅、易醒、多梦、早醒等,严重者彻夜不眠。随着社会的发展,工作紧张、思想压力加大、生活习惯不良、外界精神刺激、饮食不节等因素造成失眠随之增多。

失眠属于现代医学的神经衰弱,严重者属于神经官能症范畴。失眠日久可以造成人体各种损害,应该调治并举。

灸治穴位
涌泉,神门,百会

灸法操作

(1)用温热水泡脚10分钟。

(2)取仰卧位。

(3)将清艾条点燃,对准穴位施行温和灸,以患者感觉温热舒适、不烫为度,每穴各灸10分钟。

(4)每日1次,10次为1个疗程,共治疗2个疗程。

灸法大义

涌泉穴,又名地冲,为足少阴肾经的井穴,灸之可滋阴降火、宁心安神,有引火归元之妙。百会是督脉经穴,位于巅顶,督脉"入络于脑""脑为元神之府",故百会能安神定志,醒脑益智。上取百会,下取涌泉,一阳一阴,以艾温通,使任督协调,髓生脑健,心神内守,阴阳平衡,寐寤有序。心藏神,神门为心经原穴,灸之使神有所藏,不眠自愈。

保健常识

(1)起居有节,精神放松。
(2)适度锻炼,避免刺激性食物。

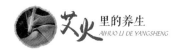
◇ 面 瘫 ◇

面瘫是由于中枢性或周围性面神经疾病或损伤所致的面部肌肉神经性瘫痪,以口眼向一侧歪斜为主症,中医称为口眼喎斜。本病可发生于任何年龄,无明显的季节性,多发病急速,以一侧面部发病多见。

灸治穴位
翳风,颊车,阳白,合谷

灸法操作

(1)取仰卧位。

(2)将清艾条点燃悬灸,距穴位2～3厘米处往复做雀啄灸,直至局部皮肤温热、潮红为度,每个穴位大约灸5分钟。

(3)每日1次,10次为1个疗程,连续治疗2个疗程。

灸法大义

翳风穴深部即是面神经出茎乳孔处,艾条借灸火的温和热力和艾叶之温经通脉的功能,不断地透达到深部的病所,起到温补气血、活血逐痹的治疗目的。灸合谷、颊车祛除阳明、太阳经络之邪气,祛风通络,阳白善解少阳之气,三穴合用,散风牵正。

保健常识

(1)面部应避免风寒,必要时应戴口罩、眼罩。

(2)因患者眼睑闭合不全,灰尘容易侵入,可每日点眼药水2~3次,以预防感染。

(3)饮食宜清淡,保证睡眠。

(4)加强局部咀嚼锻炼,如嚼口香糖等。

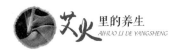

◇ 耳鸣，耳聋 ◇

耳聋、耳鸣是指听觉异常的两种症状。耳鸣是以自觉耳内鸣响为主症；耳聋是以听力减退或听力丧失为主症，耳聋往往由耳鸣发展而来。耳鸣为一种常见的临床症状，人群中约17%的个体有过耳鸣的感觉。耳中鸣响，或若蝉鸣，或如水声，通常伴有烦躁、睡眠困难、注意力不集中，严重者可影响工作、娱乐和社会交往。

灸治穴位
翳风,听宫,听会

灸法操作

(1)取坐位或侧卧位。

(2)取一支清艾条点燃，距皮肤2~3厘米，在穴位上做回旋灸，每穴灸10分钟，以皮肤出现红晕为度。

(3)每日1次,10次1个疗程,连续治疗2个疗程。

灸法大义

耳鸣多因血气不足,宗脉则虚,风邪乘虚随脉入耳,与气相搏,故为耳鸣。艾灸疏导少阳经脉,补气养血。翳风穴邻近耳后动、静脉,颈外浅静脉,浅部有耳大神经,深部有面神经干从颅骨穿出;听宫、听会在耳屏前方,有颞浅动、静脉的耳前支和面神经、三叉神经第三支耳颞神经,都是治疗耳鸣的要穴。

保健常识

(1)治疗耳鸣一般疗程较长,在治疗时要有恒心,不要轻易放弃。

(2)注意调节情绪,避免过度忧郁。

(3)劳逸结合,锻炼身体,中西医结合治疗。

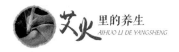

◇ 卒中后遗症 ◇

当今社会心脑血管疾病已成为人类健康的主要杀手,近年来发病率不断增高,发病年龄也趋向年轻化,因此,卒中是威胁人类生命和生活质量的重大疾患之一。卒中后遗症是中风后出现的瘫痪、半身不遂、偏身麻木、噤口、言语不利、口眼歪斜,或渐而痴呆,或神志失常,或抽搐发作等各种后遗病症。

灸治穴位
百会,大椎,肩髃,曲池,外关,风市,足三里,悬钟,三阴交

灸法操作

(1)一般取仰卧位。

(2)用点燃的艾条在上述穴位上进行回旋灸,每个穴位 5～10 分钟,以局部皮肤出现红晕,感觉温热不疼为度。

(3)施灸可以每日 1 次,左、右穴交替艾灸,10 次 1 个疗程,连续灸治 2 个疗程后可休息 3～5 日。

灸法大义

古代医家对灸疗法预防脑卒中(脑血管病)有大量记载。宋代王执中在《针灸资生经·卷四》提出:"灸绝骨、三里等穴,凡遇春秋,常灸以泄气,素有风人可保无虞"。这里的风人就是指易患脑卒中(中风)的人,及时在季节交替之时施灸,可以预防卒中的发生。脑卒中发生后"脉道不利,气血闭塞",导致肢体功能全部或部分丧失,连灸多个穴位,借助艾灸的热力,达到温通经脉,行气活血,化瘀通络。

保健常识

(1)及时治疗诸如高血压、糖尿病、高脂血症、动脉硬化等容易导致中风的病症。

(2)低盐、低脂、低糖、高纤维素饮食,戒除烟酒等不良嗜好。

(3)注意休息,保证睡眠,调畅情志,适度锻炼。

(4)预防为主,中西医结合治疗,坚持服药。

(5)避风寒,防便秘。

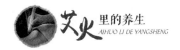

◇ 鼻 窦 炎 ◇

鼻窦炎是以鼻流腥臭浊涕、鼻塞、嗅觉丧失等为主症的一种鼻部疾病。西医学上包括急慢性鼻窦炎和副鼻窦炎。

中医认为鼻为肺之外窍,因此鼻窦炎的发生与肺经受邪有关,风邪郁热壅于鼻窍,化为脓涕。

灸治穴位
列缺,合谷,迎香,印堂

灸法操作

(1)取仰卧位。

(2)清艾条一支点燃,距离皮肤 1.5～2 厘米处行雀啄灸,每穴灸 5 分钟,每日 1 次,直至病情改善。

灸法大义

鼻为肺窍,取肺经络穴列缺,以宣肺气;手阳明与手太阴相为表里,其脉上挟鼻孔,合谷、迎香二穴并用,远近结合,可疏调手阳明经气,清泻肺热,且迎香治鼻塞、不闻香臭最为有效;合谷为手阳明大肠经原穴,乃治面部诸疾之要穴;印堂位于督脉而近鼻部,可散局部之郁热以通鼻窍。

保健常识

(1)鼻窦炎比较顽固,应树立信心,坚持治疗。

(2)加强锻炼,提高抗病能力。

(3)避风寒,忌油腻辛辣食物。

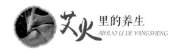
◇ 过敏性鼻炎 ◇

过敏性鼻炎又称变态反应性鼻炎,是以Ⅰ型变态反应为主的鼻部变态反应性疾病。临床上可分为常年性和季节性两种,主要表现为常年性发病,病程至少1年;以阵发性鼻痒、连续喷嚏、鼻塞、流清涕为主要症状。该病具有反复发作、迁延难愈的特点,发病率呈上升趋势。

中医理论认为肺气虚,卫外不固,肺卫失和,从而发病。

灸治穴位
迎香,印堂,大椎,肺俞

灸法操作

(1)取卧位,先俯卧(大椎、肺俞),后仰卧(迎香、印堂)。

(2)取一支清艾条点燃,距皮肤2~3厘米,在穴位上做回旋灸,每穴灸5分钟,以皮肤出现红晕为度。

(3)每日1次,10次为一疗程,灸治20次后休息3~5日。

灸法大义

迎香为手、足阳明经之交会穴,同时又位于鼻旁,有散风清热、通利鼻窍、疏通面部经络之功能,为治疗鼻病的第一要穴;督脉为"阳脉之海",具有调节全身阳经之气的作用,上取印堂,以振奋阳气;大椎、肺俞可以增强人体的免疫功能。

保健常识

(1)本病容易复发,应防治并举。

(2)加强锻炼,增强抗病能力。

(3)远离过敏原。

(4)可以结合"冬病夏治"贴敷疗法,采用三伏灸,巩固疗效。

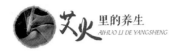

◇ 肿瘤术后调养 ◇

癌症是威胁人类健康和生命的严重疾病之一,防治癌症已成为全世界医学领域的重要课题和迫切任务。手术、放疗、化疗是目前治疗癌症的三大主要手段,但由于缺乏特异性选择作用,在杀死癌细胞的同时,也损伤人体正常的组织细胞(中医认为伤正气),因此存在着许多弊端,严重影响治疗计划和患者的生活质量。大量临床研究表明,灸法可以抑制肿瘤的生长,延长生存期,防止放化疗所致的副作用,缓解临床症状,减轻病人的痛苦,是一种有效的治疗肿瘤及其并发症的方法,同时也是肿瘤手术、放化疗后调养的有效疗法。

灸治穴位

· 缓解消化道反应,如恶心、呕吐、厌食等:中脘,足三里

· 治疗白细胞减少症:大椎,关元

· 缓解癌性疼痛:阿是穴,足三里

· 治疗癌性发热(低热):大椎

· 提高免疫力:神阙

灸法操作

以艾条在相应的穴位上进行悬灸,每个穴位施灸20分钟,以局部

皮肤发热、出现红晕而不产生灼痛为度,隔日灸 1 次。

灸法大义

祖国医学认为肿瘤为正气虚弱,兼有瘀滞,造成积聚癥瘕。艾灸借助火的热力,深透皮下温经散寒,扶阳化瘀。艾灸治疗时选穴多从扶正固本着手。足三里能健脾,补气养血以扶正防病而安康;神阙穴是人体原气之所聚,艾灸温一身之阳气,助脾胃腐熟水谷,以化气生血,培益肾气;中脘能调胃肠、理气滞、健脾胃、降逆止呕,起调整胃肠功能之效,用灸法以温阳化瘀而消肿瘤;大椎能清泻虚热,提振阳气。

保健常识

(1)树立战胜疾病的信心,保持乐观积极的情绪。

(2)中西医相结合治疗,不可偏废。

(3)切忌有病乱投医,以免贻误病情。

(4)不可盲目进补。

外科病症

◇ 落枕 ◇

落枕又名"失枕",是指急性、单纯性颈项强痛,活动受限的一种病症。

落枕病因较多,大多与睡眠姿势不良或枕头高低、软硬不适,以及感受风寒、颈部扭伤等因素有关,使颈部肌群痉挛,各肌群间平衡失调而致。一般表现为颈项活动受限,并有明显颈肌痉挛、疼痛,头向患侧倾斜,一侧项背牵拉痛等症状。

灸治穴位
天柱,肩井,后溪,阿是穴

灸法操作

(1)取俯伏坐位。

(2)取一支清艾条,点燃后距皮肤2~3厘米,在患侧行温和灸,每一个穴位约灸5分钟。

(3)每日 1～2 次，连灸 3 日。

灸法大义

经络不通，筋脉拘急，所以颈部疼痛，活动不利。取局部与远端穴位相结合，借艾灸火热之力，温通经脉，解痉止痛。后溪是八脉交会穴之一，通于督脉，善治颈项强痛。

保健常识

(1)如果落枕频繁发作，常是颈椎病的反映，须引起注意。

(2)平时注意颈部保养，勿长时间使颈部肌肉过伸或过屈，避免颈肌劳损。

(3)枕头高度要适宜，避免颈部受寒。

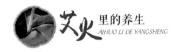

◇ 颈椎病 ◇

颈椎病是指颈椎间盘退行性改变及颈椎骨质增生,刺激或压迫了邻近的脊髓、神经根、血管及交感神经,并由此产生颈、肩、上肢一系列症状的疾病。

颈椎病症状复杂多样,主要表现为颈部疼痛、酸胀及沉重不适感,可向枕部及肩背部放射,颈部肌肉紧张、僵硬感,有压痛,活动不利。可伴有头部、上肢或全身症状,如头痛、眩晕、上肢麻木等。

颈椎病一般分为六型,即颈型、神经根型、脊髓型、椎动脉型、交感型和混合型。

灸治穴位
风池,颈夹脊,大椎,后溪

灸法操作

(1)取俯卧位或俯伏坐位。

(2)取清艾条一支,采用回旋灸,每穴灸5分钟,以皮肤潮红为度。

(3)每日1次,15~20次为一疗程。

灸法大义

颈椎病主要与督脉和手、足太阳经密切相关,所以取相关经脉上的穴位灸治,远近结合,益气活血,温通筋脉。

保健常识

(1)注意防止颈部疲劳,特别要避免长时间伏案或使用电脑等低头位工作。

(2)加强颈部肌肉力量的锻炼。

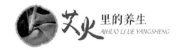

◇ 肩 周 炎 ◇

肩关节周围炎简称肩周炎,又称为"漏肩风"或"冻结肩",是肩部肌肉、肌腱、滑囊、关节囊等软组织的慢性非特异性炎症,属于中医"痹证"范畴,多因感受风寒湿邪所致。本病多发于 50 岁左右的成人,俗称"五十肩"。

肩周炎以疼痛和活动受限为主症,常表现为缓慢发病,持续性疼痛,夜间加重,影响睡眠;上肢上举、外展、内收、后伸、内旋、外旋功能受限,导致日常生活动作受限,如梳头、穿衣、束带、举臂、掏裤兜、上厕所等动作均感困难;关节僵硬,出现典型的"扛肩"现象。后期可出现肌肉萎缩。

灸治穴位
肩前(奇穴,位于肩前腋横纹头上 1 横指),肩髃,肩贞

灸法操作

(1)取坐位,暴露肩关节。

(2)取一支清艾条点燃,距皮肤 2~3 厘米,在穴位上做回旋灸,每穴灸 10 分钟,以皮肤出现红晕为度。

(3)每日 1 次,10 次为 1 个疗程,连续治疗 2 个疗程。

(4)灸后做肩关节旋转活动 10 ~ 15 分钟。

灸法大义

艾灸火热之力激发手三阳经之经气,阳气旺则寒气消,寒气消则气血行,气血行则经脉通,经脉通则疼痛止。

保健常识

(1)避免肩部感受风寒。

(2)坚持治疗,尽量不要间断,保证全程治疗直至痊愈。

(3)灸后一定要做充分的肩关节锻炼,以保证疗效。

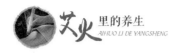

◇ 项背肌筋膜炎 ◇

项背肌筋膜炎是由于项背肌筋膜及组织发生水肿、渗出及纤维化改变所产生的一种无菌性炎症,表现为局部酸困、疼痛不适,在疼痛部位可触及条索状、结节状物,拨之有弹响感。随着使用电脑等低头位工作的增加,项背肌筋膜炎发病率越来越高,发病年龄越来越低,且反复发作,严重者可影响日常生活。

灸治穴位
阿是穴,大杼,肾俞,阳陵泉

灸法操作

(1)取俯卧位,暴露操作部位。

(2)切取 3 厘米×4 厘米大小的鲜姜片 3~4 片,每片厚约 0.2 厘米,中间扎数个小洞,在姜片上放置大艾炷(炷底直径约 1.5 厘米,炷高约 2 厘米,重量 2~2.5 克),进行隔姜灸,每穴灸 5 壮,直到局部皮肤潮红、僵硬肌肉变软为止。

(3)每日灸 1 次,7 日后休息 1 日,共治疗 2 周。

灸法大义

项背部膀胱经从骶棘肌中经过,灸大杼、肾俞可调理经脉气血,膀胱主筋所生病,对项背部肌肉病变起着重要作用。骨会大杼,筋会阳陵,诸穴共灸,能够调理脏腑、温煦阳气、激发经气、疏散邪气,从而达到舒筋通络、松解粘连、消炎祛痛之目的。

保健常识

(1)保持良好的体位,减轻项背肌的疲劳。

(2)加强颈腰背肌肉锻炼。

(3)注意休息,避风寒。

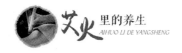

◇ 网球肘 ◇

网球肘,西医学称为肱骨外上髁炎,是一种以肱骨外上髁及肱桡关节附近疼痛为主症的临床常见病症,多由前臂伸肌联合腱在肱骨外上髁处长期反复牵拉刺激所致。该病主要表现为肘关节外侧酸痛无力,其疼痛有时可扩散至前臂或肩背,使劲做握拳前臂旋转动作如拧毛巾时酸痛加重。

木工、钳工、水电工、矿工及网球运动员等常好发此病,中医属于"痹证"及"伤筋"范畴。

灸治穴位
曲池,阿是穴

灸法操作

(1)取俯伏坐位,屈肘90°放于桌面上。

(2)将鲜生姜切成直径2~3厘米、厚约0.3厘米的薄片,中间以针刺数孔,然后将姜片置于穴位上,再将艾炷放在姜片上点燃施灸,每穴各灸5壮。

(3)每日1次,10次为1疗程。

灸法大义

手阳明经筋证,取多气多血的阳明经筋结聚之曲池穴,活血化瘀、通经活络;在局部施以隔姜灸法,有温经散寒、活血通痹止痛作用。

保健常识

(1)治疗期间减少肘部屈伸旋转活动。

(2)避免感受风寒。

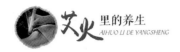

◇ 桡骨茎突狭窄性腱鞘炎 ◇

桡骨茎突狭窄性腱鞘炎是由于手腕部反复强力运动,导致拇指伸肌腱在桡骨茎突处反复摩擦,造成腱鞘肥厚狭窄而发病。该病表现为桡骨茎突肿胀疼痛,握拳尺偏时疼痛加重,造成上肢无力,多见于常做家务者和产后女性。

灸治穴位
列缺,阳溪

灸法操作

(1)取坐位,前臂平放于桌面,桡侧向上。

(2)用点燃的艾条在穴位上行温和灸,每穴 10 分钟,以局部皮肤出现红晕发热为度。

(3)每日 1 次,10 次为 1 个疗程,至症状消失为止。

灸法大义

列缺为八脉交会穴之一,通于任脉,有调节阴经经气的功能,能起到固本的治疗作用;阳溪为阳明经穴,阳明经多气多血,灸之行气血以止痛。二穴合用,标本同治。

保健常识

(1)避免腕关节反复强力旋转和尺偏。

(2)注意保暖,避免风寒。

(3)严重的狭窄性腱鞘炎可以应用针刀疗法。

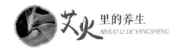

◇ 腕 管 综 合 征 ◇

腕管综合征是指由于腕管内压力增高,正中神经受压引起手指麻木、疼痛、感觉异常和功能障碍的一组症候群,也称指端感觉异常征。多由腕骨病变、腕横韧带增厚等损伤引起腕管内容物肿胀、粘连,使腕管容积相对缩小,挤压腕管内肌腱及正中神经而致。

灸治穴位
大陵,内关

灸法操作

(1)取坐位,手掌心向上平放。

(2)用点燃的艾条在穴位上行雀啄灸,每穴 10 分钟,以局部皮肤出现红晕发热为度。

(3)每日 1 次,10 次为 1 个疗程,至症状消失为止。

灸法大义

中医认为该病为痹证,以"不通"为主。取病变部位所在之大陵、内关穴温灸,热力直达病所,温经散寒,疏经导滞,祛瘀散结,活血止痛,使腕管通利,活动自如,其症自愈。

保健常识

(1)腕管综合征特别强调及早治疗。

(2)尽量减少屈腕活动,如长时间使用键盘或鼠标等。

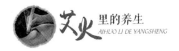

◇ 慢性腰痛 ◇

慢性腰痛常见于腰肌劳损(腰背肌筋膜炎)及脊椎病变,如第三横突综合征等,是临床常见病、多发病。该病主要表现为长期反复发作的腰背部酸痛不适或钝性胀痛,夜间尤甚;腰背部僵硬,时轻时重,或晨起、天气变化时加重,稍活动后可减轻,劳累后易复发。检查腰背部压痛范围广泛,压痛点多在竖棘肌、腰椎横突等部位;腰肌痉挛,触诊时腰部肌肉紧张痉挛,或有硬结及肥厚感。

灸治穴位
肾俞,腰阳关,秩边

灸法操作

(1)取俯卧位。

(2)将生姜切成直径4厘米、厚约0.4厘米的姜片,用针将姜片均匀穿刺数孔,在姜片上放置大艾炷(炷底直径约1.5厘米,炷高约2厘米,重量约2克)。

(3)每穴灸5壮,每日1次,10次为1个疗程,直到腰痛痊愈。

灸法大义

疼痛在腰脊部,为督脉、足太阳经证,隔姜灸肾俞、腰阳关、秩边三穴可温肾阳、逐寒湿、活气血、通经络,从而起到治疗腰肌劳损的作用。

保健常识

(1)加强腰部肌肉力量的锻炼,如两头翘等。

(2)避风寒,减少腰部肌肉疲劳。

(3)可配合推拿、拔罐、针灸等综合治疗,防止复发。

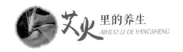

◇ 腰 椎 间 盘 突 出 症 ◇

　　腰椎间盘突出症,中医称为腰腿痛,是由于腰椎间盘退行性改变或遭受外力引起椎间盘向后方突出,压迫神经根,导致放射性神经痛和神经功能障碍。腰椎间盘突出症是骨科的常见病和多发病,该病具有反复发作、迁延难愈的特点,好发于中青年人,主要表现为腰痛伴有一侧下肢坐骨神经痛,以腰、臀、大腿后侧、小腿后外侧及足外侧疼痛为主要症状,劳累、受凉、活动或腹压增加时疼痛加重,腰椎侧弯、活动受限,直腿抬高试验阳性,可伴有患侧下肢皮肤神经支配感觉过敏或迟钝。可通过 CT 或核磁检查准确诊断此病。

灸治穴位
肾俞,环跳,委中

灸法操作

　　(1)取俯卧位,暴露腰部及患侧下肢。

　　(2)用点燃的艾条在穴位上行回旋灸,每个穴位 10 分钟,以局部皮肤出现红晕发热为度,出现向下感传现象更佳;可以同时沿下肢后侧和外侧膀胱经(下肢后侧中线)和胆经(下肢外侧中线)悬灸。

（3）一般隔日 1 次,连续治疗 15～20 次。

灸法大义

中医学认为腰椎间盘突症出主要属足太阳、足少阳经脉和经筋病症。"腰为肾之府",灸肾俞可以补肾气,强筋骨;环跳为治疗下肢疾病的要穴,它的下方为坐骨神经干,艾灸可以促进坐骨神经血液循环,迅速消除局部水肿,消除炎症,减轻疼痛;委中为足太阳经穴,"腰背委中求",可疏调腰背部膀胱经脉之气血。

保健常识

（1）腰椎间盘突出症急性期应卧床休息,宜睡硬板床。

（2）平时应注意保暖,劳动时注意姿势正确。

（3）加强腰背肌力量的训练。

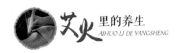
◇ 坐骨神经痛 ◇

坐骨神经痛是由于多种原因引起坐骨神经支配区域如腰部、臀部、腿部和足部等发生疼痛,以放射性、电击样、烧灼样疼痛为主症,并伴患侧肢体功能障碍的一种临床综合征。临床上分为原发性和继发性;按其受损部位又可分为根性和干性坐骨神经痛。此病成年人尤其是青壮年男性多见。

灸治穴位
环跳,委中,承山,昆仑

灸法操作

(1)取俯卧位。

(2)用点燃的艾条在穴位上行回旋灸,每个穴位 10 分钟,以局部皮肤出现红晕发热为度,出现向下感传现象更佳。

(3)每日 1 次,10 次为一个疗程,治疗两个疗程。

灸法大义

　　环跳为足太阳膀胱经与足少阳胆经的交会穴,可通调两经的气血,活络止痛;配以委中、承山、昆仑等,通过艾绒,使热力温和持久直达病所,起到温散寒邪、活血通痹的作用,从而有效地激发经络的功能,达到疏通经络,行气止痛的目的。

保健常识

(1)急性期应卧床休息。

(2)平时应注意保暖,劳动时注意姿势正确。

(3)可以做压腿动作来进行锻炼,缓解坐骨神经痛。

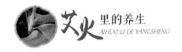
◇ 膝关节骨性关节炎，滑膜炎 ◇

膝关节骨性关节炎又称退行性膝关节炎,膝关节面变得粗糙不平,骨质增生(骨刺)出现,关节间隙减小,甚至关节变形,而且经常合并膝关节内滑膜无菌性炎症,造成肿胀形成,是一种中老年临床常见的多发疾病。其主要临床症状为疼痛、不能负重、活动受限、关节内摩擦感、摩擦音、关节增大畸形、关节不稳、关节肿胀等。

本病归于中医学骨痹范畴,以气血不足、肝肾亏虚为内因,风寒湿邪侵袭及劳损为外因,以痰湿、瘀血为病理产物。《素问·痹论》篇说:"风寒湿三气杂至,合而为痹也",说明了痹证发病的主因,治宜祛邪扶正。

灸治穴位
鹤顶(奇穴,位于髌骨上缘中点),内、外膝眼(位于髌骨下,髌腱两侧凹陷处)

灸法操作

(1)取仰卧位,暴露膝关节。

(2)用点燃的艾条行雀啄灸,每穴灸5~7分钟,以感到穴位皮肤温热舒适为度。

(3)每日 1 次,10 次为一个疗程,连续灸治两个疗程。

灸法大义

局部取"膝三针"(即鹤顶、内膝眼、外膝眼三穴),通过艾灸热量刺激,可透达关节腔内,疏通关节腔内经气,祛风散寒,活血除湿,利水消肿止痛。

保健常识

(1)减少膝关节活动,注意保护膝关节。

(2)减轻体重,避免膝关节过度负重。

(3)避风寒,注意膝关节保暖。

(4)如果膝关节肿胀明显,切忌按摩推拿。

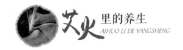

◇ 足 跟 痛 ◇

足跟痛属中医骨痹的范畴,多为足内肌肌力衰弱时,或不能适应长久行走和站立时,因跖筋膜在足跟内侧粗隆附着处反复受到牵拉,出现劳损而产生的慢性炎症。临床特点为跟部跖侧痛,负重时加重,在跟底前内侧压痛。

灸治穴位
阿是穴

灸法操作

(1)取俯卧位。

(2)将鲜生姜切成 0.3 厘米厚的薄片,用针在姜片中间刺数孔,上置大艾炷(炷底直径约 1.5 厘米,炷高约 2 厘米,重量约 2 克)施灸,至有灼痛时另换艾炷再灸,连续灸 5 壮。

(3)每日 1 次,10 次为一疗程,连续灸治两个疗程。

灸法大义

施以阿是穴隔姜灸法,能热至病所,改善局部的血液循环,消除水肿,温脉通络。

保健常识

(1)穿软底、平跟鞋为宜。

(2)可自己在足跟疼痛处用橡皮锤叩击。

(3)必要时可用中药浴足。

皮肤科病症

◇ 斑秃 ◇

斑秃是头发突然发生一处或多处斑状脱落,俗称"鬼剃头",属于中医"油风"范畴。本病的确切病因尚不十分清楚,但精神过度紧张、情志不畅或长期睡眠不足等常为诱因。

灸治穴位
斑秃局部,百会,风池,膈俞

灸法操作

(1)取坐位,用姜片先反复涂擦斑秃部暴露的头皮,至头皮发热。

(2)用点燃的艾条在穴位上做回旋灸,每穴5~10分钟,至皮肤微呈红晕时为止。

(3)隔日1次,10次为一个疗程,一般灸治两个疗程。

灸法大义

"发为血之余"。头为诸阳之会,百会为手足阳经、肝经与督脉交会穴,风池为足少阳经与阳维脉交会穴,且二穴皆近脱发患处,同用可疏通患部气血,疏散风邪;血会膈俞,补能益气养血,泻能活血化瘀。艾灸以上穴位能够温通经络,活血化瘀,促进局部组织代谢,较快地促进毛发生长。

保健常识

(1)心情开朗,释放压力,保证充足的睡眠。

(2)及早治疗,忌辛辣油腻。

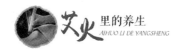

◇ 带状疱疹 ◇

带状疱疹俗称"缠腰龙"，是由水痘－带状疱疹病毒所致，以沿单侧周围神经分布的簇集性小水疱为特征的皮肤病，多发生于腰腹、胸背及颜面部，常伴有明显神经痛（烧灼样刺痛）。本病自然病程较长，约2~3周。

中医认为带状疱疹多为肝胆火郁，湿热熏蒸所致。

灸治穴位
相应夹脊穴，带状疱疹局部，行间

灸法操作

（1）患侧朝上侧卧位。

（2）点燃艾条，距离皮肤约3厘米，在部位或穴位上方顺时针旋灸，以皮肤灼热舒适为度，大约灸半小时至1小时。

（3）每日1次，至痊愈为止。

灸法大义

夹脊穴为毒邪所留之处,艾灸可以泻火解毒,通络止痛;肝经郁火,当泻荥穴行间。

保健常识

(1)忌食辛辣、油腻、鱼虾等发物。

(2)配合药物综合治疗,抗病毒,防感染。

(3)保持局部干燥,避免弄破疱疹。

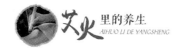
◇ 寻 常 疣 ◇

寻常疣俗称"刺瘊""瘊子"。本病以青少年、儿童多见,病变初起为针尖大的丘疹,渐渐扩大到豌豆大或更大,呈圆形或多角形,表面粗糙角化明显,触之硬固,高出皮肤,呈灰黄、污黄或褐色。继续发育呈乳头样增殖,遇有摩擦或撞击容易出血。一般无自觉症状,偶有压痛。常好发于手指、手背、足缘等处。

灸治穴位
疣体局部

灸法操作

(1)取坐位,将蒜汁涂抹在疣体顶部,作黏附剂。

(2)根据疣体大小制作相应大小的艾炷。

(3)将点燃的艾炷置于疣体上,听见"噼啪"响声即可取下艾炷,再行第 2 壮,一般行 2 ~ 3 壮即可,以疣体顶端呈黄色或黑色为度,只需治疗 1 次。

(4)治疗当天感觉轻微疼痛,第 2 天疣体周围开始发红,并逐渐起水疱,但不能将水疱弄破(以防感染),等其自然吸收后,机体自动修复,疣体会自然脱落,不留疤痕。

灸法大义

薛己在《薛己医案》中说:"疣属肝胆少阳经,风热血燥,或怒动伤肝,或肝客淫气所致。"西医认为,寻常疣系感染人乳头状瘤病毒所致,其病程长,病变顽固,虽然治疗方法很多,但疗效皆难肯定。灸法是通过直接灸使疣体局部缺血坏死,然后由机体自动修复,从而达到治疗的目的,方法简单经济,往往一次见效。

保健常识

(1)防止异物损伤皮肤。

(2)禁止搔抓,避免感染。

(3)疣体较大时应及时处理。

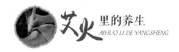

◇ 黄 褐 斑 ◇

黄褐斑是一种常见的、慢性获得性、皮肤色素代谢障碍性疾病,俗称"蝴蝶斑",为对称性发于皮肤的浅褐色或深褐色色素斑,好发于鼻、额、颊、口周等处,是女性常见的损美性疾患,与雌激素、孕激素代谢有关。

灸治穴位
外关,天枢,血海,阿是穴(黄褐斑局部)

灸法操作

(1)取仰卧位。

(2)用点燃的艾条在上述穴位上做悬灸,距离皮肤1~2厘米,灸至局部皮肤微红、深部组织发热为度。面部施灸要注意保护面部皮肤、器官,以免灼伤。

(3)隔日1次,10次为一个疗程,连续灸两个疗程。

灸法大义

面部黄褐斑是脏腑经络气血功能失调的外在表现,或因肝郁,或因湿热,或因血瘀,因此采用疏肝健脾,滋肝补肾,理气活血,调和冲任,祛瘀消斑的治则。阳明经为多气多血之经,取天枢行气活血,加血海增强活血作用,使气血能上荣面部;外关清泻三焦,调畅脏腑气机;阿是穴可直接促进血管扩张,血流加快,从而改善面部血液循环。诸穴合用,阴阳气血调和,斑消症愈。

保健常识

(1)保持轻松愉悦的心态,建立良好的社会交往。

(2)保证充足的睡眠,合理膳食。

(3)女性注意保持规律、良好的生理周期。

(4)起居有节,戒除不良嗜好。

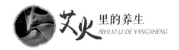

◇ 痤疮 ◇

痤疮,俗称"粉刺""青春痘",是一种青春期常见的毛囊皮脂腺的慢性炎症性疾病,好发于面、背、胸等富含皮脂腺的部位,表现为粉刺、丘疹、脓疱、结节、囊肿及瘢痕等皮损。青春期过后,多数可自然减轻,女性多伴有月经不调。现代医学认为该病与内分泌失调,体内雄性激素水平偏高,刺激皮脂腺分泌过多及局部细菌感染有关。

灸治穴位
曲池,合谷,阿是穴(痤疮局部)

灸法操作

(1)取坐位或仰卧位。

(2)用点燃的灸条在上述穴位上做悬灸,距离皮肤 1~2 厘米,灸至局部皮肤微红、深部组织发热为度,注意随时吹掉艾灰,保持火旺。

(3)隔日 1 次,灸至皮疹消失。

灸法大义

中医学认为,热、湿、毒、痰、瘀是痤疮的主要病因,青年人素体血分阳热偏盛,因外感风热之邪客于肺经,与血热相搏,气血郁滞于体表脉络而发。面部为痤疮好发部位,又是阳经循行之处,故取面部阳经腧穴以疏通局部气血,清热解毒,活血化瘀,化痰祛湿。灸法具有调和气血,疏通经络,化瘀散结的作用,现代医学观点认为灸法有改善微循环作用,加快血流速度,有利于炎症组织的修复。

保健常识

(1)饮食有节,少食肥甘、辛辣的食物。保持大便通畅,多吃水果蔬菜。

(2)保持轻松愉悦的心情。

(3)女性要防止月经不调。

妇科病症

◇ 乳 腺 增 生 ◇

乳腺增生指妇女乳房部常见的慢性良性肿块,以乳房慢性肿块和疼痛为主症,常见于中青年妇女,其发病率占育龄妇女的40%左右,是最常见的乳房疾病。该病主要表现为单侧或双侧乳房发生单个或多个大小不等的肿块,胀痛或压痛,表面光滑,边界清楚,推之可动,增长缓慢,质地坚韧或呈囊性感。本病多与月经周期相关。

中医认为本病多为气滞痰凝,冲任失调所致,病在胃、脾、肝三经。

灸治穴位
乳根,膻中,期门,足三里

灸法操作

(1)取仰卧位,暴露施灸部位。

(2)清艾条一支点燃,距离皮肤1.5~2厘米处行雀啄灸,每穴5分钟,每日1次,20次为一疗程。

（3）乳腺增生患者常在经前乳房胀痛较重,治疗也应在经前一周开始。

灸法大义

乳房主要由肝、胃两经所司,乳根、足三里可疏通胃经气机,为经脉所过,主治所及;膻中为气海,可宽胸理气;期门为肝之募穴,位近乳房,既可疏肝理气,又可直接通乳络,软化消散小叶增生、纤维瘤等良性肿块。

保健常识

（1）定期检查,鉴别乳腺癌。

（2）保持心情愉快,防止忧思过度。

（3）正确养护乳房。

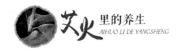
◇ 痛经 ◇

妇女在月经期前后或月经期中发生小腹及腰部疼痛,甚至难以忍受,影响工作及日常生活者,称为痛经。西医学分为原发性与继发性痛经两类。生殖器官无器质性病变者称为原发性痛经或称功能性痛经;由于生殖器官器质性病变所引起的痛经称为继发性痛经,常见于子宫内膜异位症、急慢性盆腔炎、肿瘤、子宫颈狭窄及阻塞等。

中医认为女子痛经主要在"血",血瘀、血虚为主,多因情志不调、寒邪凝滞或先天禀赋不足所致,病变涉及肝肾、胞宫及冲任二脉。

灸治穴位
神阙(肚脐),关元,足三里,三阴交

灸法操作

(1)取仰卧位,暴露腹部及下肢。

(2)将艾绒制作成锥体状底径约1厘米的艾炷,以1枚置于附子饼中心,点燃后安于神阙和关元穴行灸,当患者难以忍受热度时更换,每次灸3壮,以穴区局部出现红晕为度。

(3)用清艾条在足三里和三阴交穴上做回旋灸,每穴5分钟,以皮肤出现红晕为度。

(4)在每次月经来潮前5天开始治疗,每日1次,直到月经来潮为止,此为1个疗程,连灸3个疗程。

灸法大义

关元穴是任脉与三阴经交会穴,可壮阳气,培补肝肾;神阙穴具有补益元气的治疗作用,二穴合用温灸,可温煦下焦并调理冲任气血。艾灸足三里、三阴交穴是利用艾灸温经散寒,活血逐痹,补虚助阳,消瘀散结的作用,温养充任,调补气血,胞宫气血充足,胞脉得养,冲任调和则痛止。

保健常识

(1)对原发性痛经疗效明显;继发性痛经应积极治疗原发病。

(2)调畅情志,加强锻炼,注意经期卫生。

(3)经期避风寒,少食油腻辛辣刺激性食物。

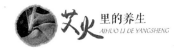

◇ 月经不调 ◇

月经不调一般指月经的周期出现异常改变,经血不能应期来潮。月经不调主要分为:月经先期,指月经周期提前一周以上者,又称经早;月经后期,指月经周期推迟一周以上者,又称经迟;连续两次以上月经周期或先或后者,为月经先后无定期,又称经乱。

灸治穴位
关元,三阴交,血海

灸法操作

(1)取仰卧位。

(2)切取 3 厘米×4 厘米大小的鲜姜片 3~4 片,每片厚约 0.2 厘米,中间扎数个小洞,在姜片上放置大艾炷(炷底直径约 1.5 厘米,炷高约 2 厘米,重量约 2 克),进行隔姜灸,每穴灸 5 壮,直到局部皮肤潮红发热。

(3)于每次月经来潮前 7 天开始,每日灸 1 次,至月经来潮为 1 个疗程,连续治疗 3 个疗程。

灸法大义

关元属任脉穴,为调理冲任的要穴;血海清泻血分之热;三阴交调理肝脾肾,为调经之要穴。艾灸上述穴位,借助艾绒火热之力,温经脉,养气血,调经血。

保健常识

(1)生殖系统器质性病变引起的月经不调,应及早作适当处理。

(2)保持心情舒畅,加强锻炼,避免受凉。

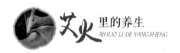

◇ 胎 位 不 正 ◇

胎位不正是导致难产的因素之一,一般妊娠30周前,臀先露多能自行转为头先露,若妊娠30周后仍为臀先露,应予以矫正。

灸治穴位
至阴

灸法操作

(1)取仰卧位。

(2)双手各持一点燃的艾条,在距至阴穴2~3厘米处进行温和灸,使局部有温热感而无灼痛,时间为15分钟。

(3)治疗结束1周后复查,如仍然为臀位则以同样方法继续治疗1次,治疗次数不超过2次。

灸法大义

至阴穴是足太阳膀胱经之井穴,与足少阴经相连,是转胎位的经验穴,具有疏通气血,调整阴阳,矫正胎位之功。研究表明:艾灸至阴穴时,肾上腺皮质激素分泌增多,子宫活动增强,胎儿活动加剧,有助于胎位转正。

保健常识

(1)应用灸法应注意治疗时机,妊娠 7 ~ 8 个月(妊娠 30 ~ 32 周)是转胎最佳时机。

(2)可结合胸膝卧位矫正胎位不正。

05

附 录

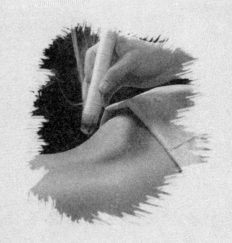

灸后调养

灸后休息要保障

艾灸,尤其是重灸,对机体来说是一个较强的刺激,必然要消耗大量元气,以疏经通络,平衡阴阳。因此,灸后必须保证充分休息,减少不必要的能量消耗,有利于休养生息。结合现代生活特点,主要应做到以下几点:

第一，尽量减少过度工作、加班、熬夜等；

第二，每天上网、玩游戏、看电视等娱乐的时间不应超过两小时；

第三，每天睡眠时间应保持在 8 ~ 10 小时，充足高质量的睡眠是恢复生命活力的最佳途径；

第四，保持适度的性生活。

灸后锻炼要适度

"生命在于运动。"任何疗法也代替不了运动，运动与任何疗法的作用都不尽相同。但是，灸后运动量不宜过大，提倡以散步、打拳、静坐吐纳等舒缓的运动为主，贵在循序渐进，持之以恒。每天运动量控制在散步大约 5 ~ 10 千米，打太极拳约一个小时，静坐吐纳放松约半小时。

灸后饮食要得当

艾灸之后由于人体元气消耗较大，所以很多人会在灸后出现疲乏、胃口大开的情况，这时应该及时补充高质量的蛋白质，以恢复体

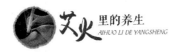
力。但是切忌不加节制地摄入大量肥甘厚味，诸如油炸、海鲜、烧烤、甜点等食品，还要远离烟酒、辛辣、生冷之物，也就是中医常说的要"忌口"。一定要坚持以清淡、易消化饮食为主，每餐以六七成饱为度，也可以少吃多餐，尤其晚餐不能吃得太多。

灸法调养歌

三分治,七分养。

古人特别强调调养的重要性,艾灸保健要治养结合。《医宗金鉴·刺灸心法要诀》中有一首灸法调养歌说得就很精辟:

灸后风寒需谨避,七情过极慎起居,

生冷醇酒诸厚味,惟茹蔬淡适其宜。

这首歌诀告诉我们,施灸以后要注意趋避风寒。通过研究发现,

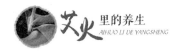
艾灸后皮肤表面温度上升到105℃左右,皮肤内的温度亦明显上升,气血运行加快,皮肤腠理处于打开状态,所以风寒很容易通过张开的毛孔侵袭人体,这个时候应该及时保温防寒。再者,艾灸过后,人体的气血变得旺盛起来,精神舒畅,心神安宁,此时应该节制自己的行为,避免不良刺激的干扰,诸如强烈的情绪波动、生冷滋腻的饮食、过度的烟酒嗜好、不规律的生活起居,等等,这些都会破坏艾灸的治疗效果。我们保健养生,在积极灸治的同时,应该摒弃那些不良的因素,取法古人的养生之道,"恬淡虚无,真气从之,精神内守,病安从来",提倡健康养身,健康养神,健康饮食。

《扁鹊玉龙经》赏析

中风瘫痪经年月，曲鬓七处艾且热。耳聋气闭听会中，百会脱肛并泻血。

承浆暴哑口㖞斜，耳下颊车并口脱。偏正头疼及目眩，囟会神庭最亲切。

风劳气嗽久未瘥，第一椎下灸两边。肺疼喘满难偃仰，华盖中府能安然。

喉闭失音并吐血，细寻天突直无偏。瘰疬当求缺盆内，紫宫吐血真秘传。

霍乱吐泻精神脱，艾灸中脘人当活。食积脐旁取章门，气癖食关中脘穴。

脐上一寸名水分，腹胀更直施手诀。关元气海脐心下，虚惫崩中真妙绝。

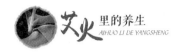

呕吐当先求膈腧,胁痛肝腧目翳除。肩如反弓臂如折,曲池养老并肩髎。

泄泻注下取脐内,意舍消渴诚非虚。气刺两乳中庭内,巨阙幽门更为最。

忽然下部发奔豚,穴号五枢宜灼艾。肺俞魄户疗肺疾,疟灸脾腧寒热退。

膏肓二穴不易求,虚羸失精并上气。五痔只好灸长强,肠风痔疾尤为良。

肠痛围脐四畔灸,相去寸半当酌量。赤白带下小肠腧,咳逆期门中指长。

大敦二穴足大指,血崩血衄宜细详。项强天井及天柱,鼻塞上星真可取。

人门挺露号产瘕,阴跷脐心二穴主。妇人血气痛难禁,四满灸之效可许。

脐下二寸名石门,针灸令人绝子女。肩髃相对主痿留,壮数灸之直推求。

腹连殗殜骨蒸患,四花一灸可无忧。环跳取时须侧卧,冷痹筋挛足不收。

转筋速灸承山上,太冲寒疝即时瘳。脚气三里及风市,腰痛昆仑曲腁里。

复溜偏治五淋病,涌泉无孕须怀子。阴中湿痒阴跷间,便疝大敦足大指。

癫邪之病及五痫,手足四处艾俱起。风拄地痛足髃疼,京历付阳与仆参。

心如锥刺太溪上,睛痛宜去灸拳尖。历节痛风两处穴,飞扬绝骨可安痊。

脾虚腹胀身浮肿,大都三里艾宜燃。赤白痢下中膂取,背脊三焦最宜主。

臂疼手痛手三里,腕骨肘髎与中渚。目骨更取穴谲禧,肩背痛兼灸天柱。

腰俞一穴最为奇,艾灸中间腰痛食。醉饱俱伤面目黄,但灸飞扬及库房。

　　《扁鹊玉龙经》用歌诀的形式,总结了我们常见疾病的艾灸调治方法,每种疾病推荐了简便而有效的施灸穴位,读起来朗朗上口,既是一篇很好的灸治指南,又是一篇赏心悦目的美文。

形形色色的灸

水灸

水灸就是用刺激性药物涂擦体表以治病的方法。

《理瀹骈文》："瘰疬,用大蒜擦脊梁,名水灸。"《外治寿世方·劳伤》："治劳病人未气虚者,水灸法:……尾闾起,擦上至大椎,又从大椎起擦下至尾沟,如此数十遍。"可见,古代早已有用大蒜捣烂取汁或用

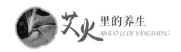

其他有刺激性的药液,在患者后背沿着脊柱反复涂擦使脊背皮肤发红充血,用来治疗虚劳咳喘一类疾病的方法。

该法选用某些对皮肤有刺激作用的液态药物涂擦人体表面穴位和经络,利用药物的刺激作用,引起经络穴位局部皮肤的充血,通过经络的调节作用,达到治疗疾病的目的。此疗法源远流长,最早见于北宋年间,民间广泛应用,最常用于治疗哮喘、过敏性鼻炎、慢性咳嗽、慢性支气管炎等呼吸系统疾病及变态反应性疾病。

节气灸

"节气灸"是在特定的时令节气,选择具有强壮作用的腧穴进行艾灸,以温壮元阳,激发经气,调动机体潜能,提高机体防病与治病的能力。节气灸以其简、便、验、廉的优势,为我国历代医家及百姓所喜闻乐见并沿用至今,在传统防病保健领域里占有特殊的地位。如现在非常流行的"三伏贴"和"三九贴"就是节气灸的代表。

时令节气是节气灸的时间条件,是反映中医"天人相应"理论的关键所在,也就是说,一定要在特定的时令节气进行施灸,才能发挥最佳效果。中医理论认为,自然界之所以出现季节和时序的变化是因为天地阴阳之气的升降变化。人与自然相应,人体内在的阴阳自然也要受到自然界阴阳消长变化的影响。春分、秋分、夏至、冬至是自然界天地阴阳之气升降变化及消长的转折时期,人与此相应,也会表现出阴阳变动更为明显,甚至剧烈之势。如果人体内在的自稳功能不能对此作出适当的反应,及时调整机体的阴阳,使之与自然界的阴阳节律相适应,就会出现阴阳失衡的疾病状态。

季节交替、阴阳变化动荡之时,正是久病、年老、体弱等人群加重病情、诱发宿疾或产生新病的时期。假如能在这个关键的时刻,应用简便的艾灸方法调节阴阳,帮助机体顺应自然界的变化规律,最大限度调动机体的潜能以适应环境、抵抗疾病,则有助于防病保健。"节气灸"的目的就是培壮元阳以扶助正气,它从整体角度全面综合考虑人与环境的联系,以及环境特殊变化与人的气血阴阳的关系。它不仅仅是一种特异性的对某种疾病有预防作用的方法,更是一种兼顾全身整体机能调节的扶正固本方法。

天灸

天灸又称冷灸、自灸,就是把毛茛等一类对皮肤有较强刺激性的植物(如毛茛、石龙芮、铁线莲、铁脚威灵仙等)的新鲜全草捣成糊状,然后贴敷在一定穴位上,固定约一小时左右,受术者自觉局部有烧灼

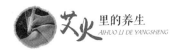

或痛痒感时立即取下,此时皮肤上可出现红斑,贴敷时间较长时会产生深黄色水泡。天灸后局部应注意保护创面。此法多用于治疗疟疾、哮喘、关节炎等病。

天灸的方法很多,推荐几种便于大家使用的常用天灸法。

🌿 蒜泥灸

将大蒜(以紫皮蒜为优)捣烂如泥,取 3~5 克涂敷于穴位上,敷灸时间为 1~3 小时,以局部皮肤发痒、变红、起泡为度。如敷灸合谷穴可治扁桃体炎。

🌿 白芥子灸

将白芥子研末,醋调为糊状,取 5~10 克敷贴于穴位上,用胶布覆盖、固定;或将白芥子末 1 克,放置于 5 厘米直径的圆形胶布中央,直接敷贴在穴位上,敷灸时间为 2~4 小时,以局部皮肤充血、潮红或起泡为度。该法适用于风寒湿痹痛、肺结核、哮喘、口眼㖞斜等病症。

其他天灸法,如马钱子粉敷贴颊车、地仓穴治面神经麻痹;吴茱萸粉用醋调后敷贴于涌泉穴治疗高血压、口腔溃疡、小儿水肿等。

天灸疗法虽然有较好的效果,但所用中药有些为有毒之品,有些对皮肤有强烈的刺激作用,故孕妇、年老体弱者、皮肤过敏者等人群应慎用或禁用。

🔥 火龙灸

火龙灸就是用巴戟天、淫羊藿、何首乌、艾叶、肉桂、细辛等药物和95%的酒精配制成施灸的药液,然后用如下的方法进行操作:

第一步,患者局部用酒精消毒,把一条湿毛巾轻盖在施灸的部位;第二步,把浸泡好的中药液均匀地用注射器喷洒在湿毛巾上;第三步,点燃含有中药的酒精,可以看到在患者局部形成了一条"火龙";第四步,当病人感到施灸处产生灼热感,立刻用备好的湿毛巾快速扑灭火焰。反复操作 3~5 次,待施灸部位有细密的水珠渗出,用干毛巾轻轻擦干即可。

火龙灸一般 5 次为一个疗程,隔两天施灸 1 次,3~5 个疗程就会有较明显的效果。

🔥 筒灸

筒灸即"耳烛",最早见于《备急千金要方》,治疗时利用细竹管(箭竿)或苇管塞入耳中,在另一端施灸。该法主治口眼㖞斜、耳病等

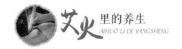

头面部疾患。

温灸膏

温灸膏是指将药物加工成膏药的形式进行贴灸的一种外治法,因具有代替灸法的作用而得名。

温灸膏的制法如下:将生姜、肉桂、辣椒分别粉碎成粗粉,用乙醇浸渍三次。第一次24小时,第二次72小时,第三次48小时,浸渍液滤过,合并滤液,回收乙醇,浓缩成相对密度为 1.30~1.35(70℃)的清膏,加入由橡胶、氧化锌、松香等制成的基质,再加入肉桂油,混匀,制成涂料,进行涂膏,切成小块即得。制成品为橘黄色的片状橡胶膏,气味芳香。使用时常贴敷于穴位,如肚脐、涌泉等处,也常贴敷于病变疼痛局部,其功效能温通经脉,散寒镇痛。温灸膏可用于风寒阻络所致腰背、四肢关节冷痛,风寒内停引起的脘腹冷痛、虚寒泄泻,慢性虚寒型胃肠炎、慢性风湿性关节炎见上述证候者。

后记

"夫针术须师乃行,其灸则凡人便施。"每个人都可以成为自己的灸疗师,并从中享受艾灸带来的健康、快乐和幸福。也许你就是生活中的国医圣手,或者是现代版的大长今,"一炷着肤,疼痛立止;一次施灸,沉疴即除。"